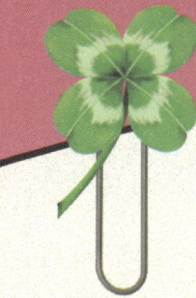

책을 열며

어르신들과 프로그램을 하기 위하여 만나는 시간은 따스했습니다.

> "어머니가 손에 봉숭아물을 들여주셨는데
> 지금도 눈에 선하네. 어머니가 보고 싶어요."   -86세 여-

저는 어르신에게도 그리운 엄마가 계시다는 것을 잊고 있었습니다.

> "신랑 될 사람이 누구인가 궁금해서 산 하나를 넘어
> 보고 왔는데, 얼굴이 참 좋더라고요.
> 지금은 먼저 하늘나라로 갔지요. 가끔 생각나고 보고 싶어요."   -73세 여-

저는 어르신들에게도 가슴 떨리는 시간들이
있었다는 것을 알게 되었습니다.

치매 예방 미술 인지 프로그램 활동 과정 중
어르신들의 삶을 알아가게 되었습니다.
어르신들도 누군가의 가슴을 떨리게 했던 18살의 시절이 있었고,
기억은 사라지지만 사랑은 그대로,
가족과 자녀를 깊이 사랑하신다는 것을요.

기억 그 너머의 힘은 사랑이었습니다.

삶의 여정을 기록하는 회상 미술활동 치료가 잔존 기능을 유지하고
인지기능을 향상하는 시간들이 되기를 소망합니다.

- 저자 주미라 -

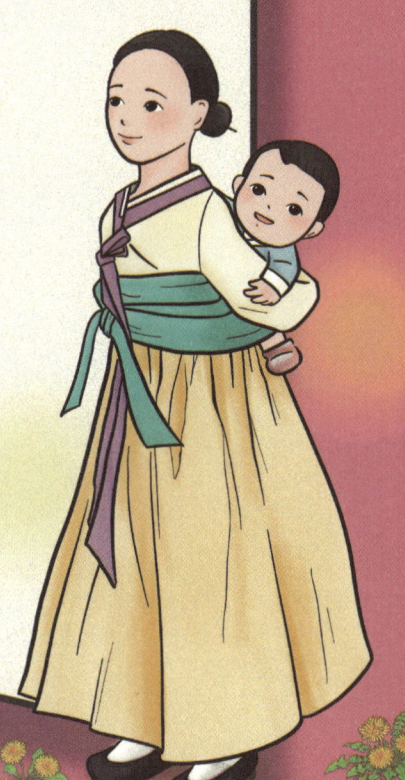

INDEX

목차

책을 열며	1
책 200% 활용하기	4
기억이 잘 안 나. 큰일이여!	5
인지활동 훈련 프로그램의 인지 영역별 효과	6

01 고향

개나리 꽃이 피었습니다 12
이야기 나누기/ 주의집중력 인지활동
채색활동

고향의 봄 진달래 14
이야기 나누기/ 음악 인지활동
채색활동/ 지남력 인지활동

앵두나무 우물가에 16
이야기 나누기/ 시공간 인지활동
채색활동

원두막과 수박서리 18
이야기 나누기/ 계산력 인지활동
채색활동

참빗과 동백꽃 20
이야기 나누기/ 언어력 인지활동
채색활동

열아홉 새색시 22
이야기 나누기/ 언어력 인지활동
채색활동

봉숭아 꽃물과 장독대 24
이야기 나누기/ 기억력 인지활동
채색활동

02 가족

댓돌 위에 신발 26
이야기 나누기/ 지남력 인지활동
채색활동

어머니와 민들레 28
이야기 나누기/ 음악 인지활동
채색활동

밥상과 상보 30
이야기 나누기/ 주의집중력 인지활동
채색활동

엄마손은 약손 32
이야기 나누기/ 언어력 인지활동
채색활동

정성이 반, 사랑이 반 34
이야기 나누기/ 언어력 인지활동
채색활동

자녀의 자랑스런 입학식 36
이야기 나누기/ 기억력 인지활동
채색활동

양은도시락과 난로 38
이야기 나누기/ 언어력 인지활동
채색활동

아랫목과 양은밥통 40
이야기 나누기/ 기억력 인지활동
채색활동

03 일상의 행복

추억의 공중전화   42
이야기 나누기/ 계산력 인지활동
채색활동

댕~댕~댕~괘종시계   44
이야기 나누기/ 지남력 인지활동
채색활동

아이스케키와 얼음과자   46
이야기 나누기/ 계산력 인지활동
채색활동

아버지와 짐자전거   48
이야기 나누기/ 시공간 인지활동
채색활동

옛날 선풍기   50
이야기 나누기/ 주의집중력 인지활동
채색활동

옥수수 하모니카   52
이야기 나누기/ 음악 인지활동
채색활동

또닥또닥 다듬이질   54
이야기 나누기/ 언어력 인지활동
채색활동

반닫이장과 색동이불   56
이야기 나누기/ 주의집중력 인지활동
채색활동

04 삶

커피 한 잔을 시켜놓고..   58
이야기 나누기/ 계산력 인지활동
채색활동

호박이 넝쿨째   60
이야기 나누기/ 언어력 인지활동
채색활동

연탄 고등어 구이   62
이야기 나누기/ 계산력 인지활동
채색활동

감이 익어가는 계절   64
이야기 나누기/ 기억력 인지활동
채색활동

진달래 화전과 두견주   66
이야기 나누기/ 언어력 인지활동
채색활동

코스모스 한들한들   68
이야기 나누기/ 음악 & 시공간 인지활동
채색활동

짚신과 나막신 장수의 어머니   70
이야기 나누기/ 기억력 인지활동
채색활동

추가활동 부록   72
문제 답안   79
프로그램 계획안   82
(목표·효과·진행방법)

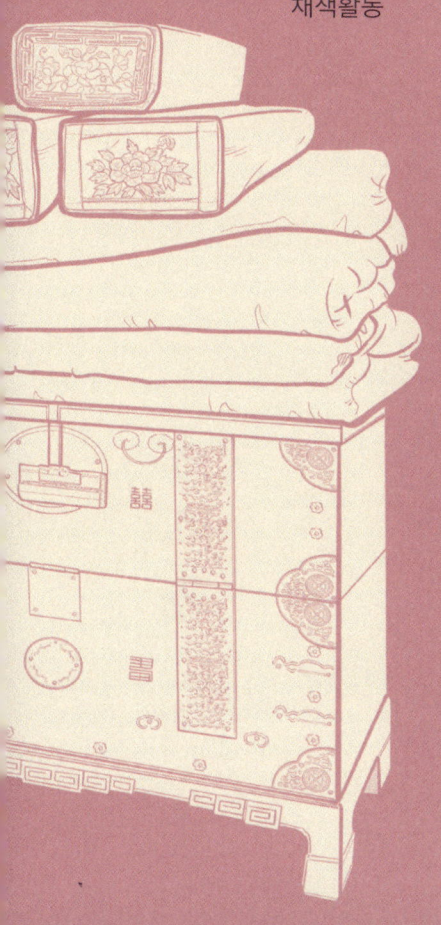

> 꼭 읽어주세요!

책 200% 활용하기

1. 이런 활동은 왜 하나요?

이 책의 인지기능 프로그램 활동은 6가지 인지활동과 즐거움, 행복한 감정을 위한 음악활동을 포함하여 구성되었습니다. 각 영역별 효과와 활동 이유를 참고하여 인지활동 프로그램에 활용할 수 있습니다.

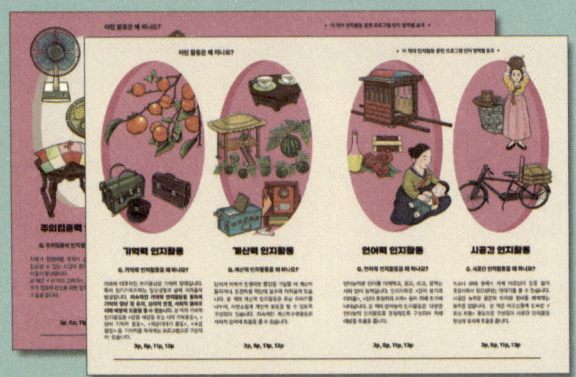

2. 다양한 인지활동

이 책의 좌측에는 기억력, 주의집중력, 지남력, 계산력, 언어력, 시공간력 등 다양한 인지기능활동 프로그램들을 재미있고 즐겁게 수행할 수 있도록 구성되어 있습니다.

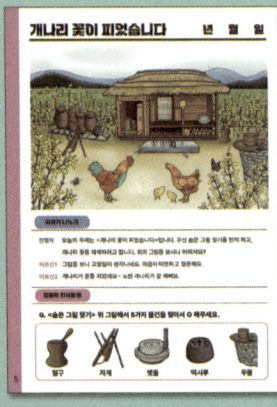 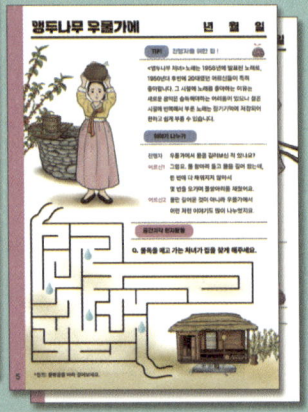

3. 채색 활동/ 이야기 나누기

이 책의 우측에는 색칠하고 이야기 나누는 프로그램들이 있습니다.

색을 칠하는 활동은 창의력과 판단력, 소근육과 집중력을 향상시킵니다. 또한 완성된 작품을 보고 서로 이야기를 나누고 지지를 받으면서 성취감과 자존감이 향상되는 효과가 있습니다.

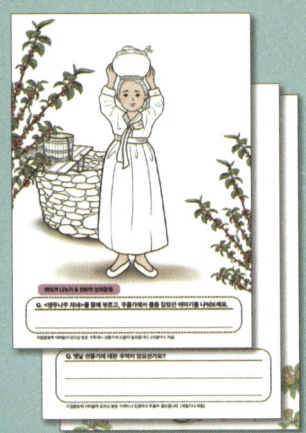

4. 부록 및 답안

책의 뒷편(p.72)에는 인지기능 영역별 답안과 인지기능 훈련의 단계적 활동을 위한 추가활동 부록으로 구성되어 있습니다.

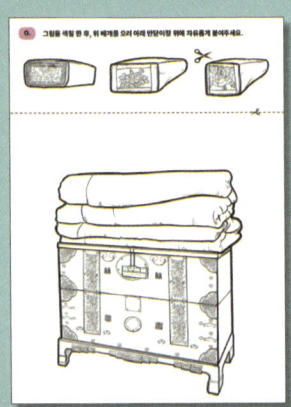 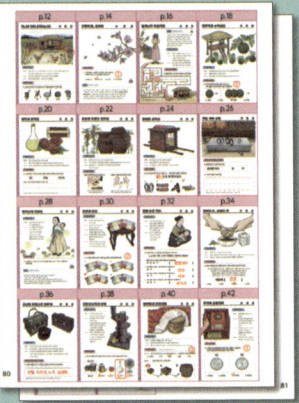

5. 프로그램 계획안

책의 뒷편(p.82)에는 프로그램 진행자가 계획안과 결과보고를 만들 때 도움이 되시도록 목표, 효과, 진행방법 표가 체계적으로 구성되어 있습니다.

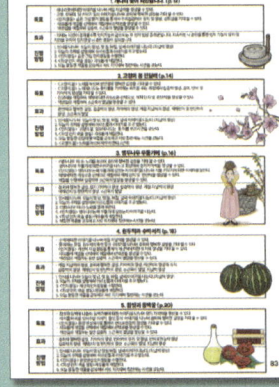 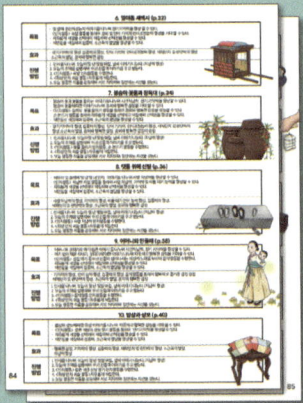

기억이 잘 안 나 큰일이여!

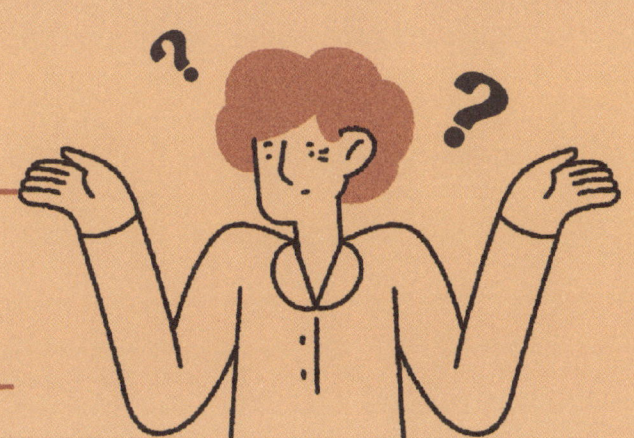

<뇌는 훈련을 통해 변화한다>

나이가 들어가면서 신체의 노화와 같이 뇌도 늙어갑니다. 뇌의 노화는 대표적으로 기억력이 예전 같지 않다는 것을 통해 알 수 있습니다. 하지만 몸의 근육을 단련하는 것처럼 뇌도 훈련을 통해 성장할 수 있습니다. **젊은 시절의 기억력을 유지할 수는 없지만, 살아온 삶의 긍정적이고 따뜻한 경험을 접목해 기억력을 향상할 수 있습니다.** 이와 같은 뇌 연구 이론은 <뇌가소성 이론>으로 뇌훈련을 통하여 뇌세포 중에서도 특히 기억을 담당하는 뇌신경세포가 활발하게 생겨난다는 이론입니다.

치매예방을 위한 <뇌가소성 이론>의 뇌훈련 방법으로는 낱말 맞추기, 그림 그리기, 퍼즐, 행복한 기억 회상하며 이야기 나누는 언어활동 등이 있습니다.

그리고 무엇보다 치매예방을 위해서는 **재미있고, 흥미로우며, 긍정적인 생각과 따뜻한 감정을 주는 두뇌 훈련을 지속적으로 수행하는 것이 중요**합니다.

이 책의 인지 기능 훈련 영역

- 기억력 향상
- 계산력 향상
- 언어력 향상
- 시공간력 향상
- 주의 집중력 향상
- 지남력 향상
- 실행력 향상
- 의사 결정력 향상

이 외에도 이 책에는 색칠을 하며 소근육을 향상하고, 따뜻하고 재미있는 이야기를 나누면서 상호작용을 높이는 긍정적인 효과가 있습니다.

이런 활동은 왜 하나요?

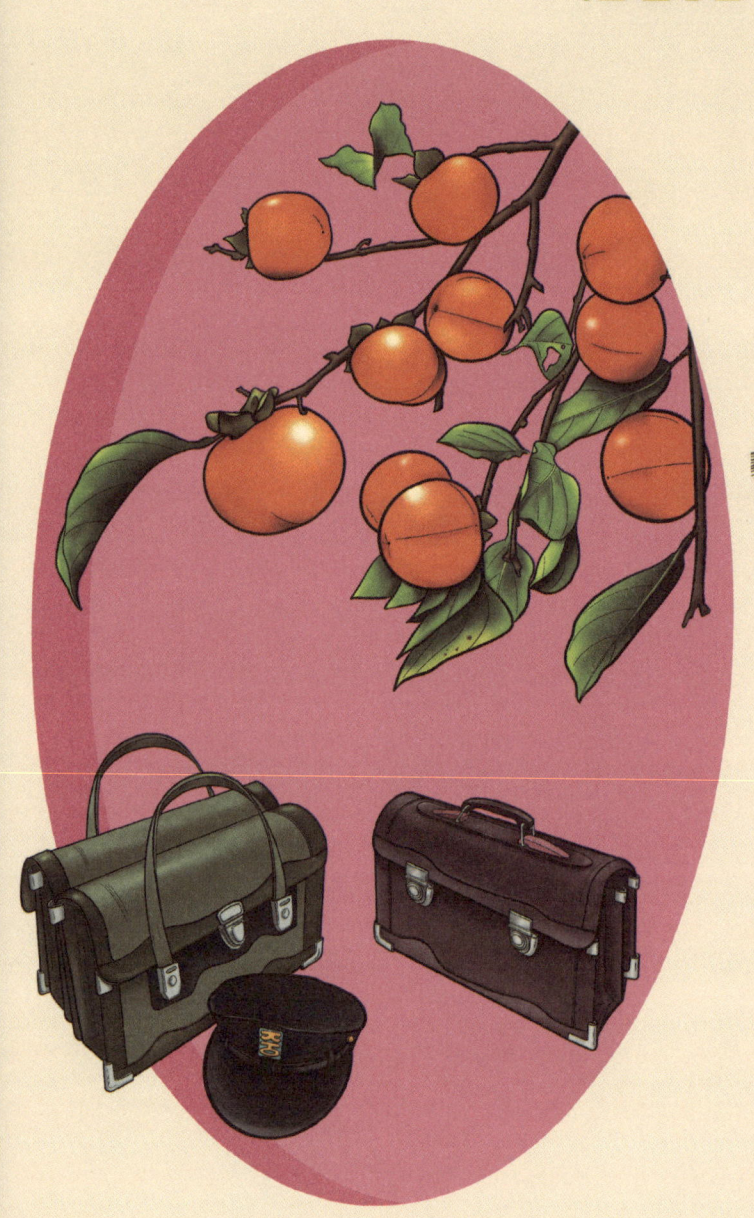

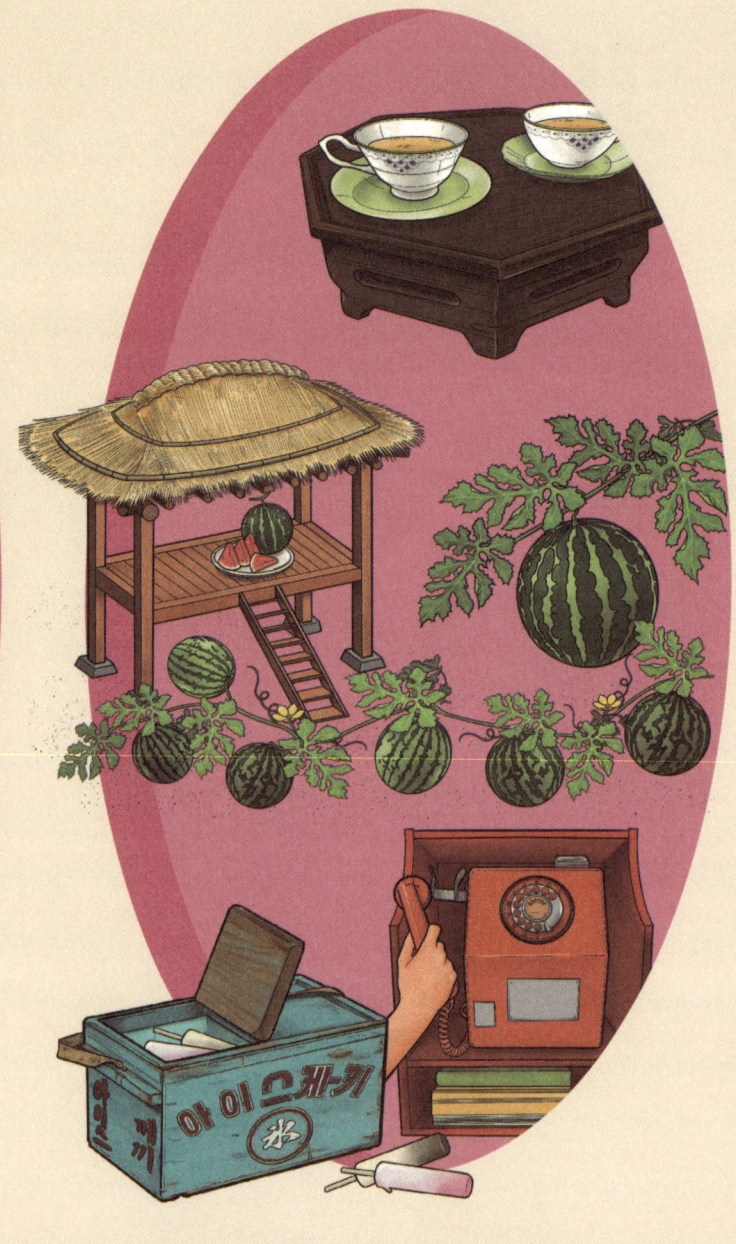

기억력 인지활동

Q. 기억력 인지활동을 왜 하나요?

치매의 대표적인 초기증상은 기억력 장애입니다. 특히 단기기억저하는 일상생활과 삶에 어려움이 발생합니다. **지속적인 기억력 인지활동을 통하여 기억력 향상 및 유지, 심리적 안정, 사회적 참여로 치매 예방에 도움을 줄 수 있습니다.** 본 책의 기억력 인지활동은 <같은 색상을 찾는 시각 기억활동>, <단어 기억력 활동>, <회상이야기 활동>, <속담 활동> 등 기억력을 자극하는 다양한 프로그램으로 구성되어 있습니다.

p.24/ 36/ 40/ 64/ 70

계산력 인지활동

Q. 계산력 인지활동을 왜 하나요?

인지 저하가 진행되면 물건을 구입할 때 계산이 틀리거나, 돈관리를 하는데 실수와 어려움이 있습니다. 본 책의 계산력 인지활동은 회상 이야기를 나누며, 자연스럽게 계산력 활동을 할 수 있도록 구성되어 있습니다. 지속적인 계산력수행활동은 사회적 참여에 도움을 줄 수 있습니다.

p.18/ 42/ 46/ 58/ 62

• 이 책의 인지활동 훈련 프로그램 인지 영역별 효과 •

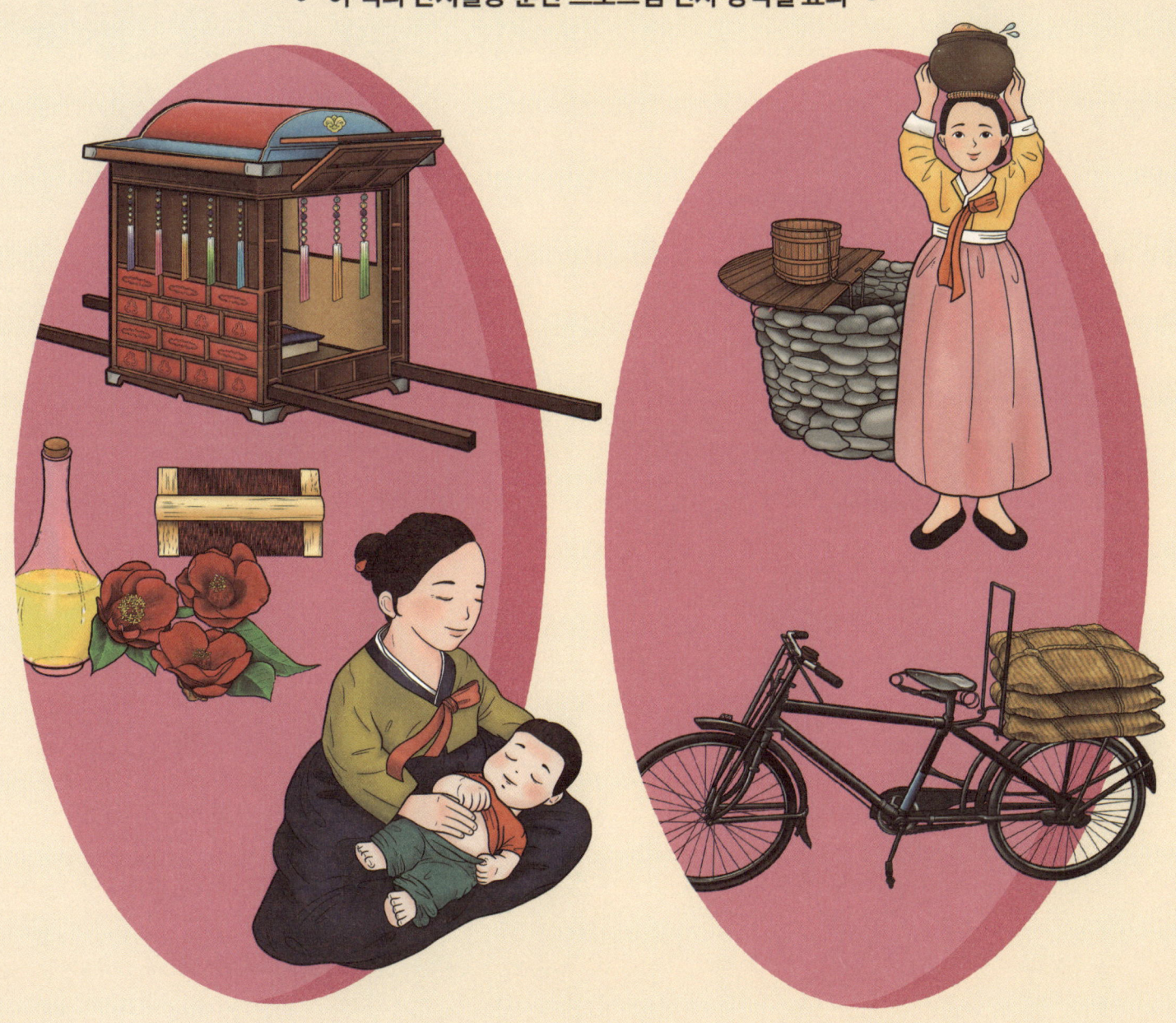

언어력 인지활동

Q. 언어력 인지활동을 왜 하나요?

언어능력은 언어를 이해하고, 읽고, 쓰고, 말하는 사회 언어 능력입니다. 인지저하로 <단어 찾기의 어려움>, <언어 표현력의 저하> 등이 치매 초기에 나타납니다. 본 책의 언어능력 인지활동은 다양한 언어능력 인지활동을 경험하도록 구성되어 치매 예방에 도움을 줍니다.

p.20/ 22/ 34/ 38/ 54/ 60/ 66

시공간 인지활동

Q. 시공간 인지활동을 왜 하나요?

뉴스나 SNS 등에서 치매 어르신이 길을 잃어 경찰서에서 찾으셨다는 이야기를 볼 수 있습니다. 시공간 능력은 공간적 위치와 형태를 파악하는 능력을 말합니다. 본 책은 어르신들께 친숙한 <회상 길찾기> 활동으로 구성되어 시공간 인지활동 향상과 유지에 도움을 줍니다.

p.16/ 48/ 75

이런 활동은 왜 하나요?

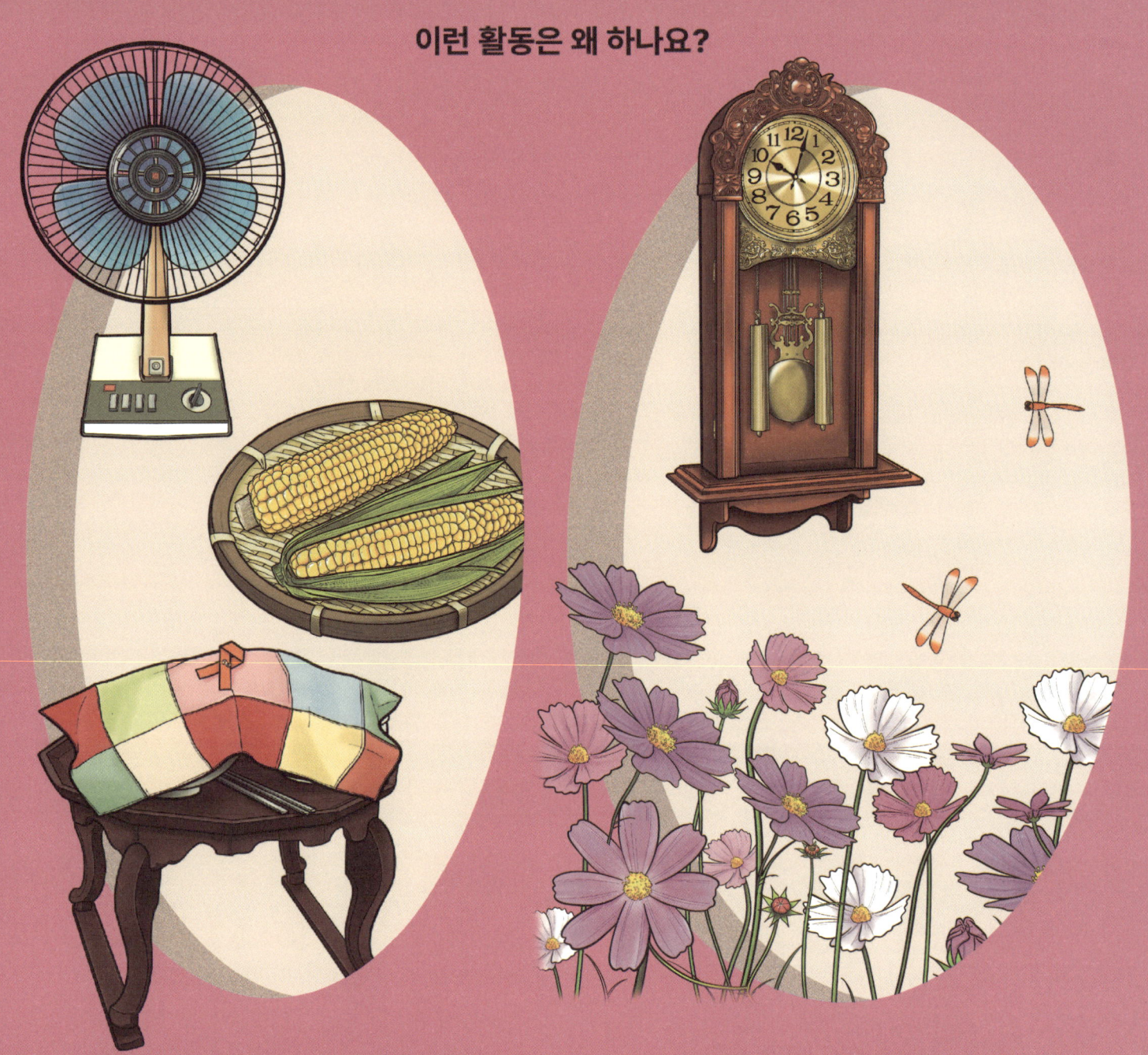

주의집중력 인지활동

Q. 주의집중력 인지활동을 왜 하나요?

치매가 진행되면 주의가 산만하여 한가지 일에 집중할 수 있는 시간이 짧아지고, 일상생활에 어려움이 발생합니다.
본 책은 <선 따라 그리기>, <숨은 그림 찾기> 등 주의집중력 향상을 위한 인지활동으로 치매예방에 도움을 줍니다.

p.12/ 30/ 50/ 56

지남력 인지활동

Q. 지남력 인지활동을 왜 하나요?

지남력(指南力)은 시간, 장소, 사람을 올바르게 인식하는 능력입니다. 현재의 계절, 날짜, 시간, 자신이 살고 있는 장소, 가족이나 친구 등 꾸준한 지남력 인지활동이 필요합니다. 본 책의 지남력 인지활동은 <시간 지남력>, <장소 지남력>, <사람 지남력> 등 으로 구성되어 꾸준한 두뇌자극을 할 수 있도록 구성되어 있습니다.

p.14/ 26/ 44

• 이 책의 인지활동 훈련 프로그램 인지 영역별 효과 •

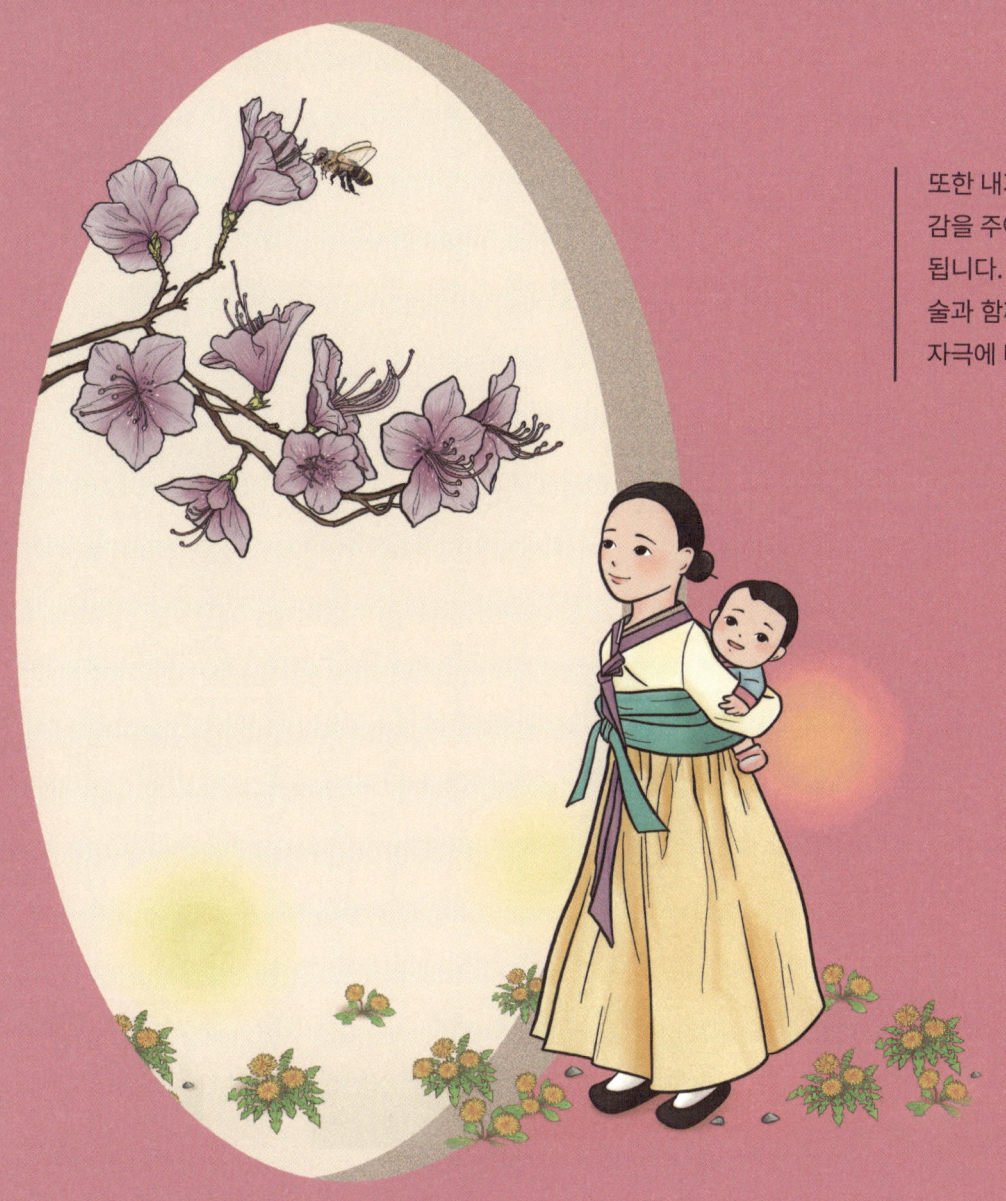

> 또한 내가 알고 암기할 수 있는 노래는 자신 감을 주어 할 수 있다는 동기 부여에 도움이 됩니다. 본 책의 음악 인지활동은 회상 미술과 함께 진행하도록 구성되어 있어, 뇌의 자극에 더욱 효과적입니다.

음악 인지활동

Q. 음악 인지활동을 왜 하나요?

음악인지활동의 수행은 어르신이 선호하는 음악을 선택하는 것이 무엇보다 중요합니다. 젊은 시절에 즐겨 부르거나 유행했던 옛노래, 좋아하시는 동요, 민요 등을 함께 부르면서 그 시절의 즐거웠던 감정을 고스란히 느낄 수 있습니다.

또한 내가 알고 암기할 수 있는 노래는 자신감을 주어 할 수 있다는 동기부여에 도움이 됩니다. 본 책의 음악인지 활동은 회상미술과 함께 진행하도록 구성되어 있어, 뇌의 자극에 더욱 효과적입니다.

p.14/ 28/ 52/ 68

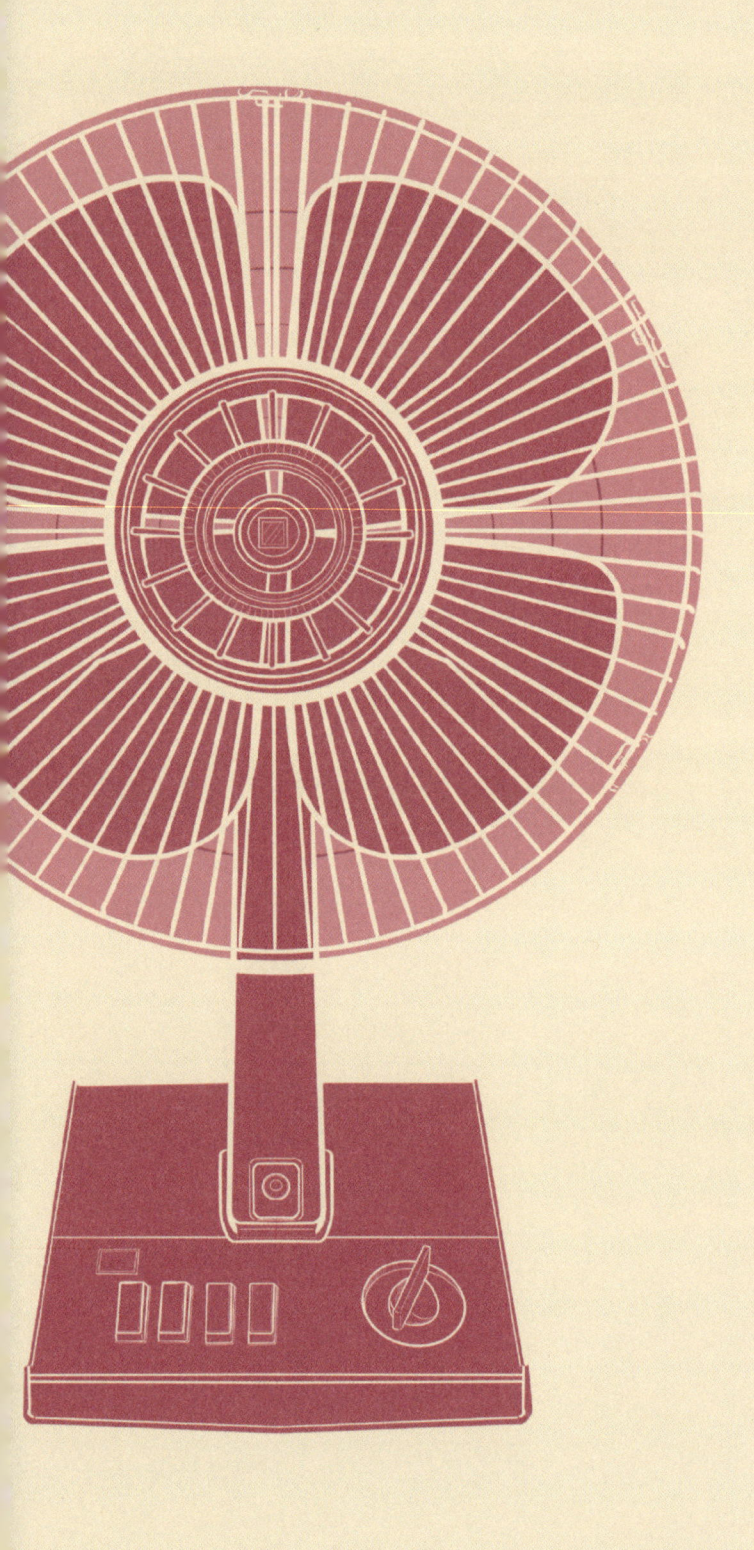
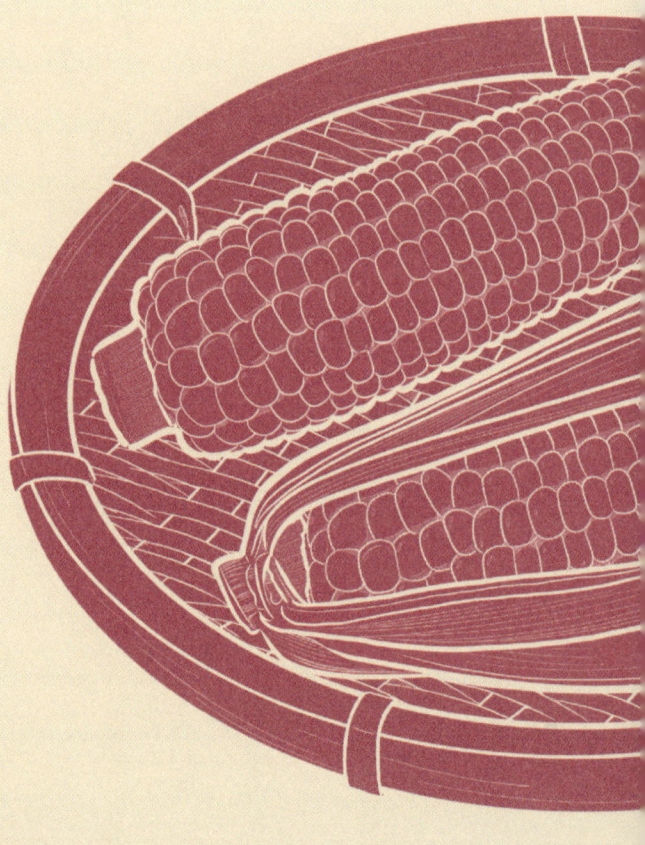

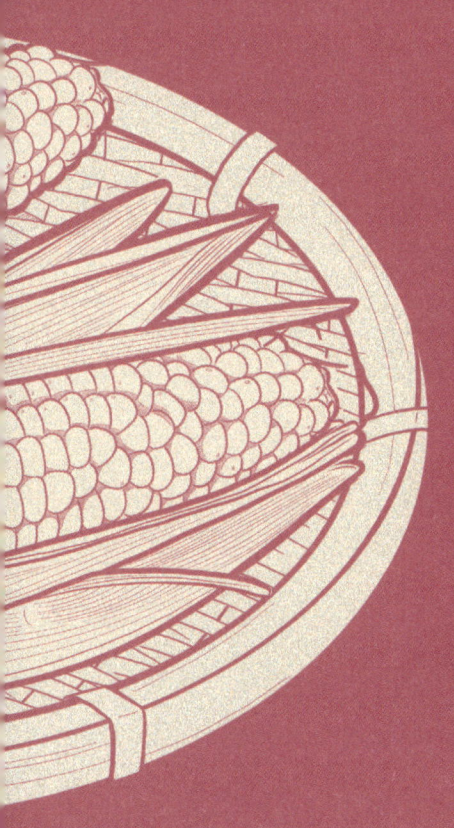

기억,
그 너머의
힘 2

치매 예방을 위한
인지활동 워크북

+

회상 그림 도안

개나리 꽃이 피었습니다   년   월   일

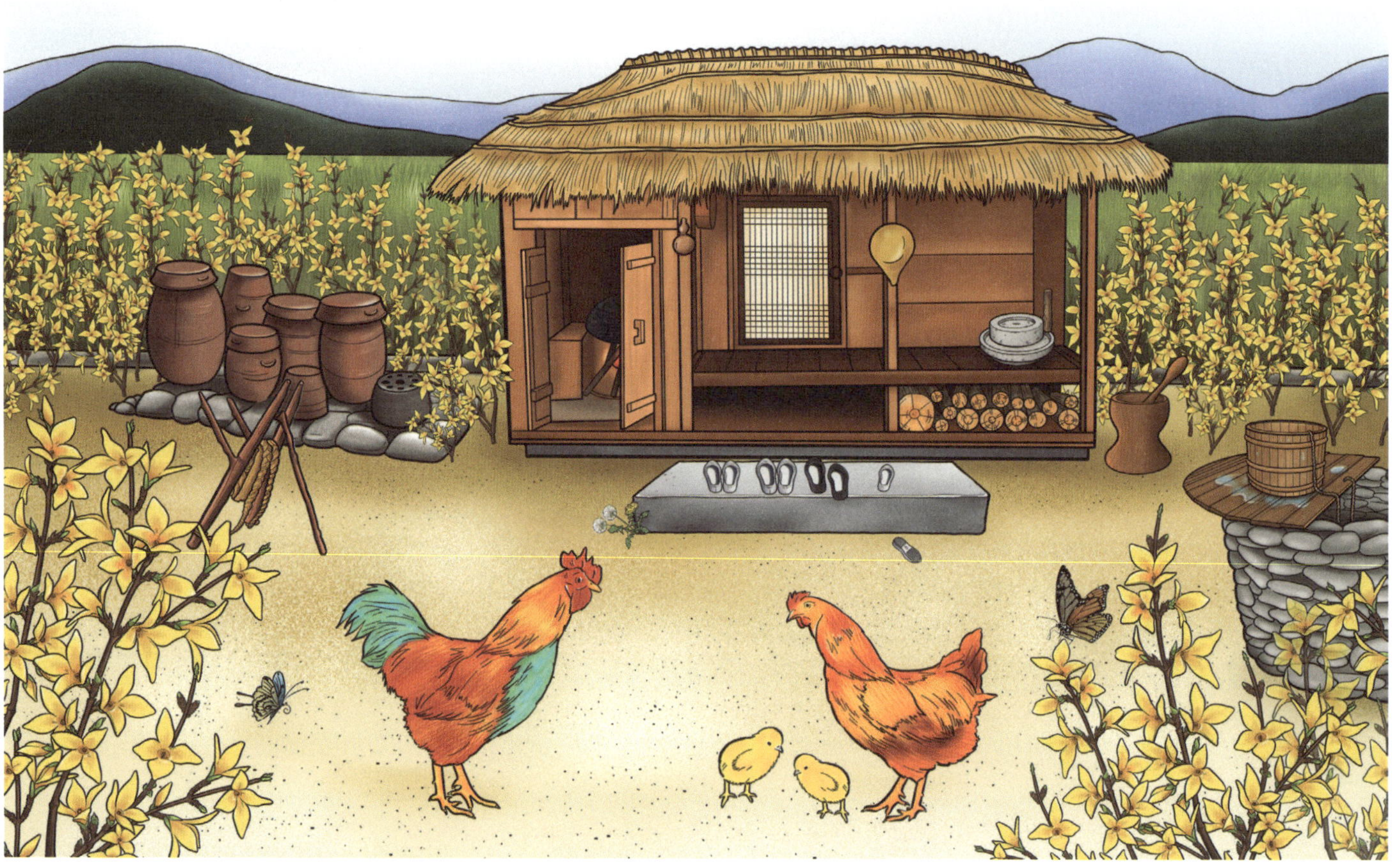

이야기 나누기

진행자 오늘의 주제는 <개나리 꽃이 피었습니다>입니다. 우선 숨은 그림 찾기를 먼저 하고, 개나리 꽃을 채색하려고 합니다. 위의 그림을 보시니 어떠세요?

어르신1 그림을 보니 고향집이 생각나네요. 마음이 따뜻하고 평온해요.

어르신2 개나리가 온통 피었네요. 노란 개나리가 참 예뻐요.

집중력 인지활동

Q. <숨은 그림 찾기> 위 그림에서 5가지 물건을 찾아서 O 해주세요.

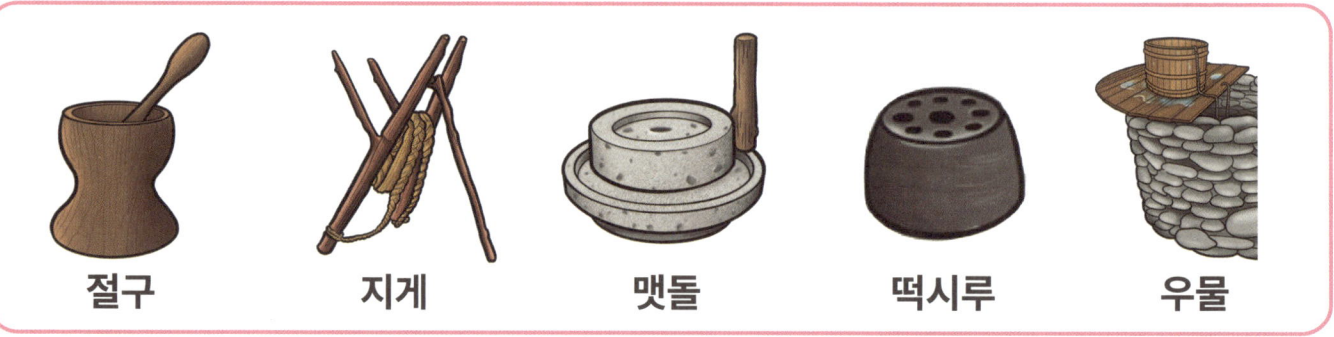

절구   지게   맷돌   떡시루   우물

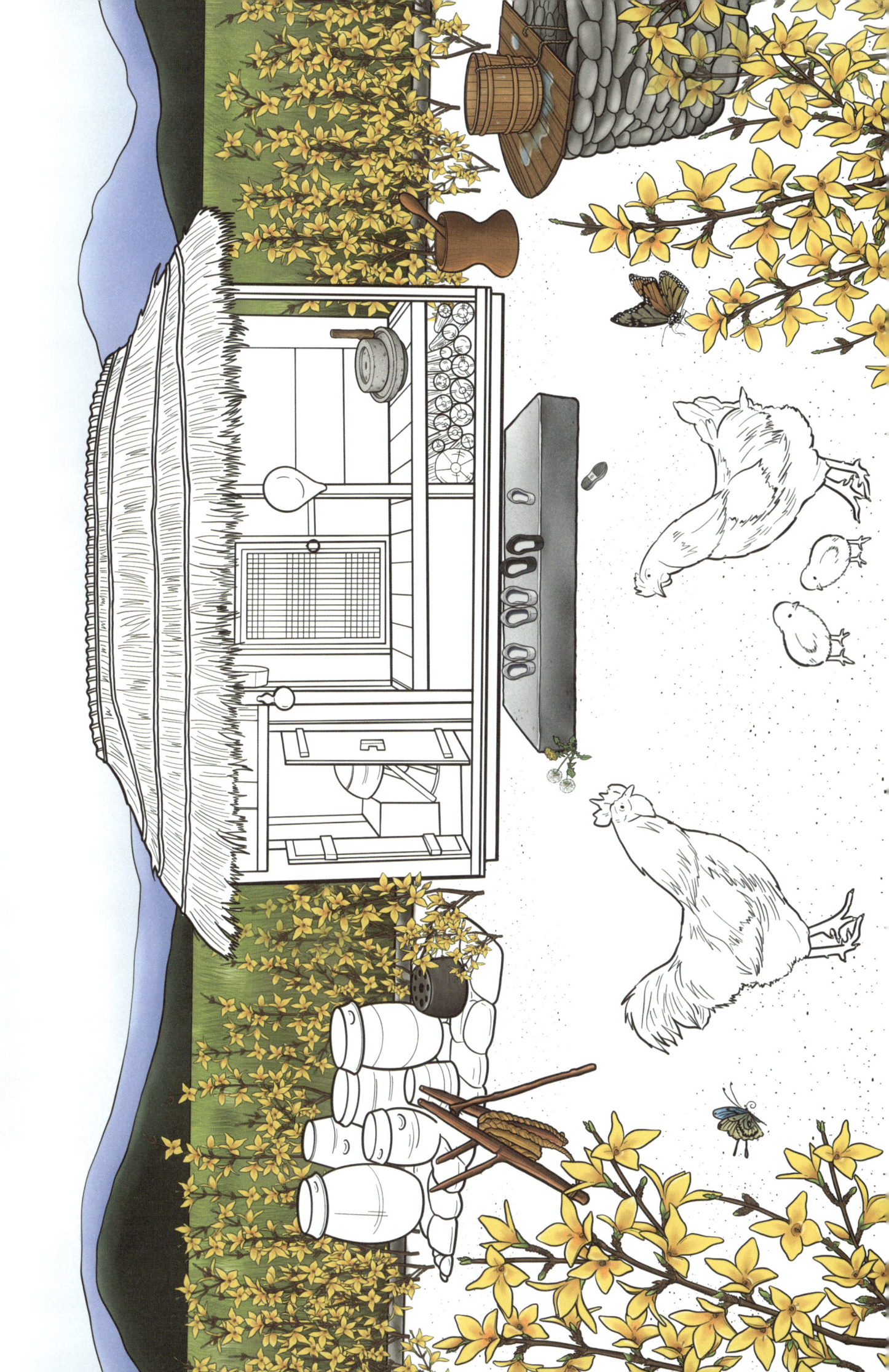

고향의 봄, 진달래   년　　월　　일

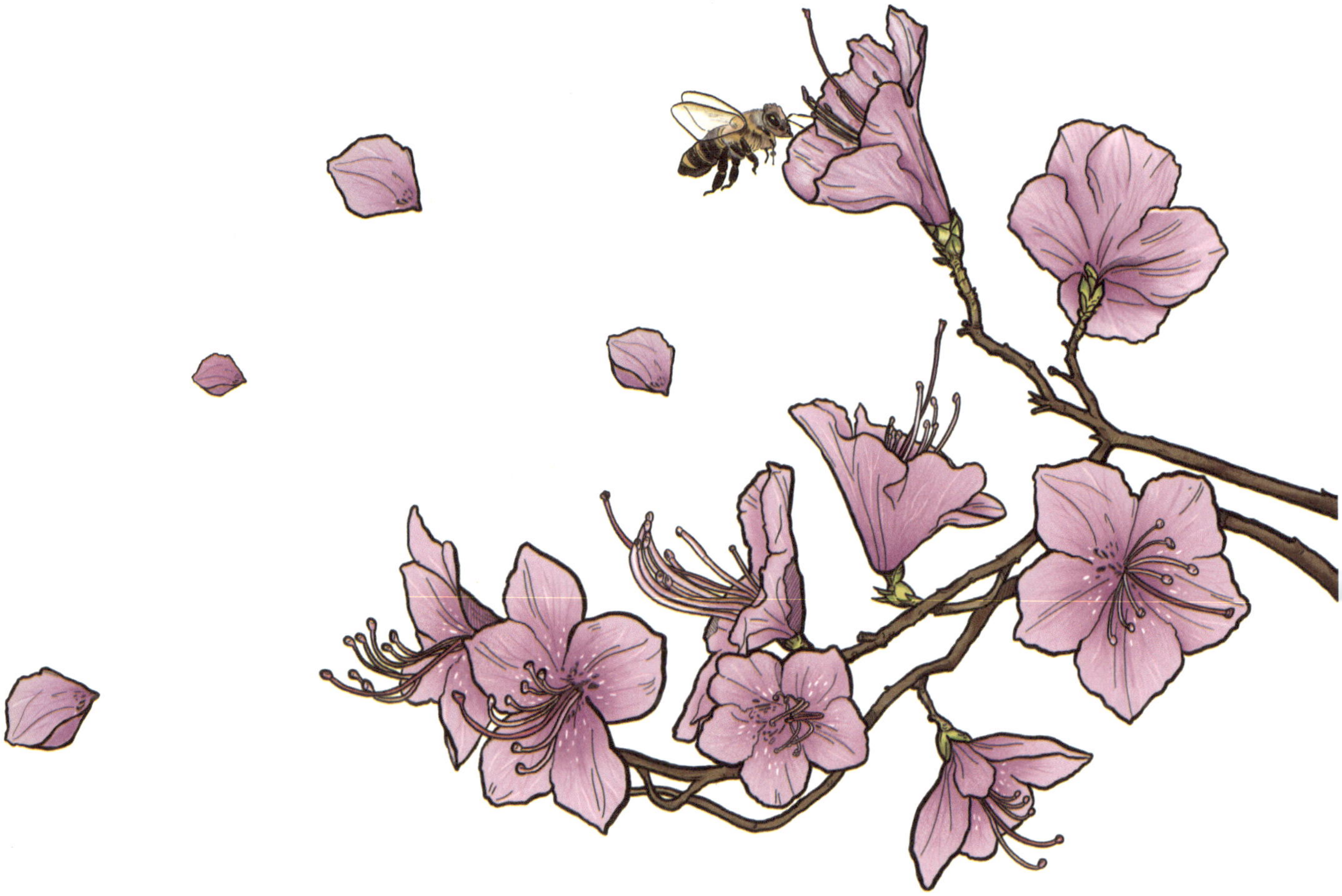

음악 인지활동

Q. <고향의 봄> 노래에는 꽃 이름이 3개가 나옵니다.
　　노래에 나오지 <u>않는</u> 꽃 이름은 무엇인가요?

　　① 복숭아 꽃　　② 개나리 꽃　　③ 살구꽃　　④ 아기 진달래

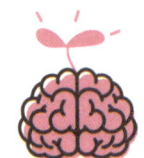

TIP!   진행자를 위한 팁!

나의 살던 고향은 꽃피는 산골 <노래 제목 : 고향의 봄> 노래를 같이 부르며 시작해주세요.
<고향의 봄> 노래는 대부분의 어르신들이 가사를 외우고 계신 동요로 **편안함을 경험하며
함께 활동에 참여**할 수 있습니다. 또한 프로그램 진행 전 프로그램과 관련한 노래를 부르면
인지활동을 더 활발하고 재미있게 진행할 수 있습니다. 음악활동은 즐거움으로 인해
뇌의 전두엽에 재미있다는 동기부여를 함으로써 인지향상에 효과가 더욱 증가합니다.

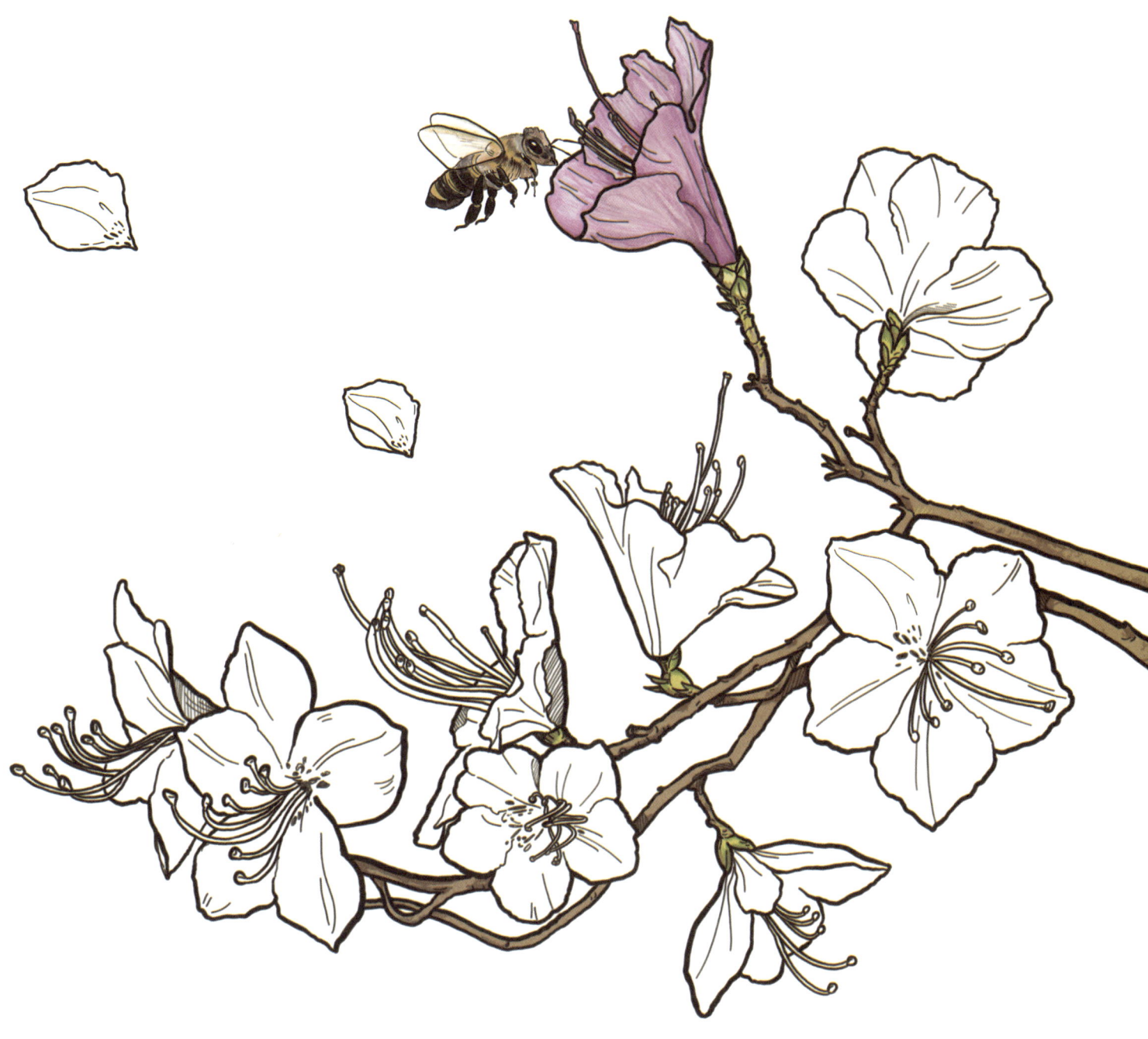

이야기 나누기 & 지남력 인지활동

Q. 나의 살던 고향이 어디인지 적어보시고, 고향에 대한 이야기를 나누어 주세요.

지필활동에 어려움이 있으신 분은 가족이나 진행자의 도움이 필요합니다. (대필이나 자필)

앵두나무 우물가에

년   월   일

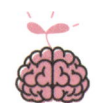

| TIP! | 진행자를 위한 팁! |

<앵두나무 처녀>노래는 1956년에 발표된 노래로, 1950년대 후반에 20대였던 어르신들이 특히 좋아합니다. 그 시절의 노래를 좋아하는 이유는 새로운 음악은 습득해야하는 어려움이 있으나 젊은 시절에 반복해서 부른 노래는 장기기억에 저장되어 편하고 쉽게 부를 수 있습니다.

이야기 나누기

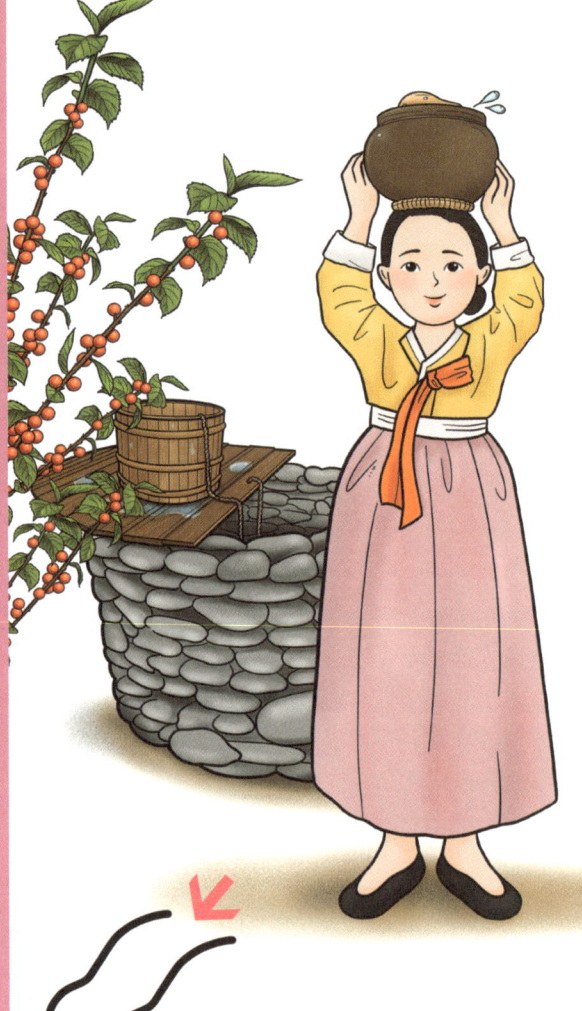

진행자 우물가에서 물을 길러보신 적 있나요?
어르신1 그럼요. 물 항아리 들고 물을 길어 왔는데, 한 번에 다 채워지지 않아서 몇 번을 오가며 물항아리를 채웠어요.
어르신2 물만 길어온 것이 아니라 우물가에서 이런 저런 이야기도 많이 나누었지요.

시공간 인지활동

Q. 물독을 매고 가는 처녀가 집을 찾게 해주세요.

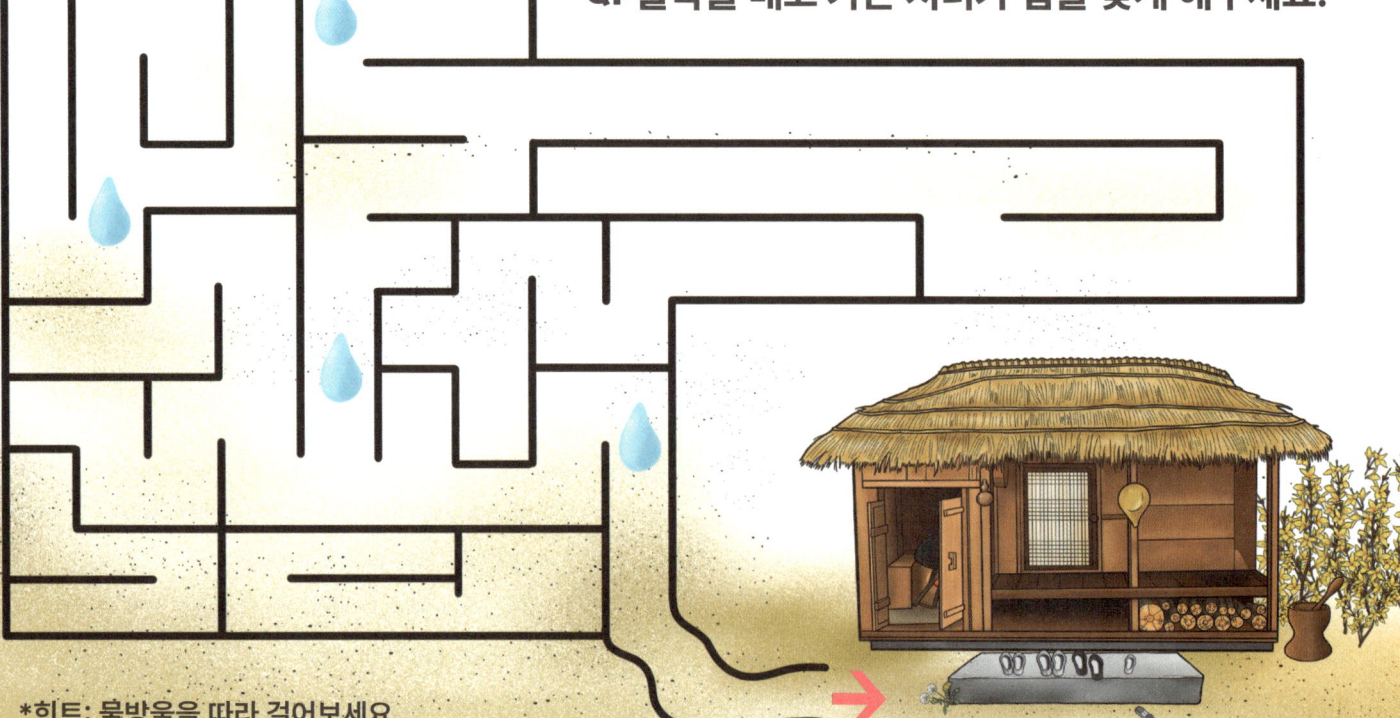

*힌트: 물방울을 따라 걸어보세요.

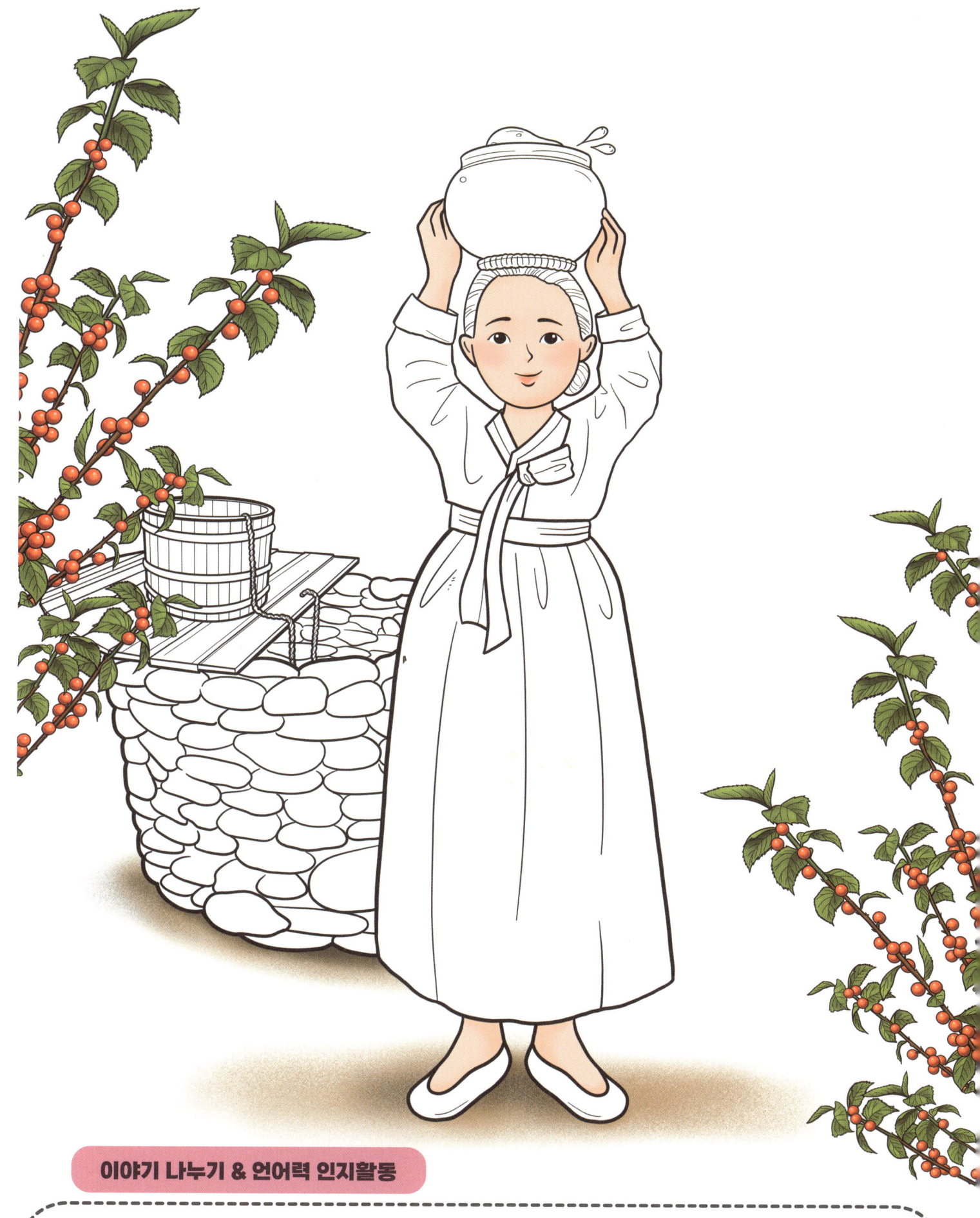

이야기 나누기 & 언어력 인지활동

Q. <앵두나무 처녀>를 함께 부르고, 우물가에서 물을 길었던 이야기를 나눠보세요.

지필활동에 어려움이 있으신 분은 가족이나 진행자의 도움이 필요합니다. (대필이나 자필)

원두막과 수박서리   년   월   일

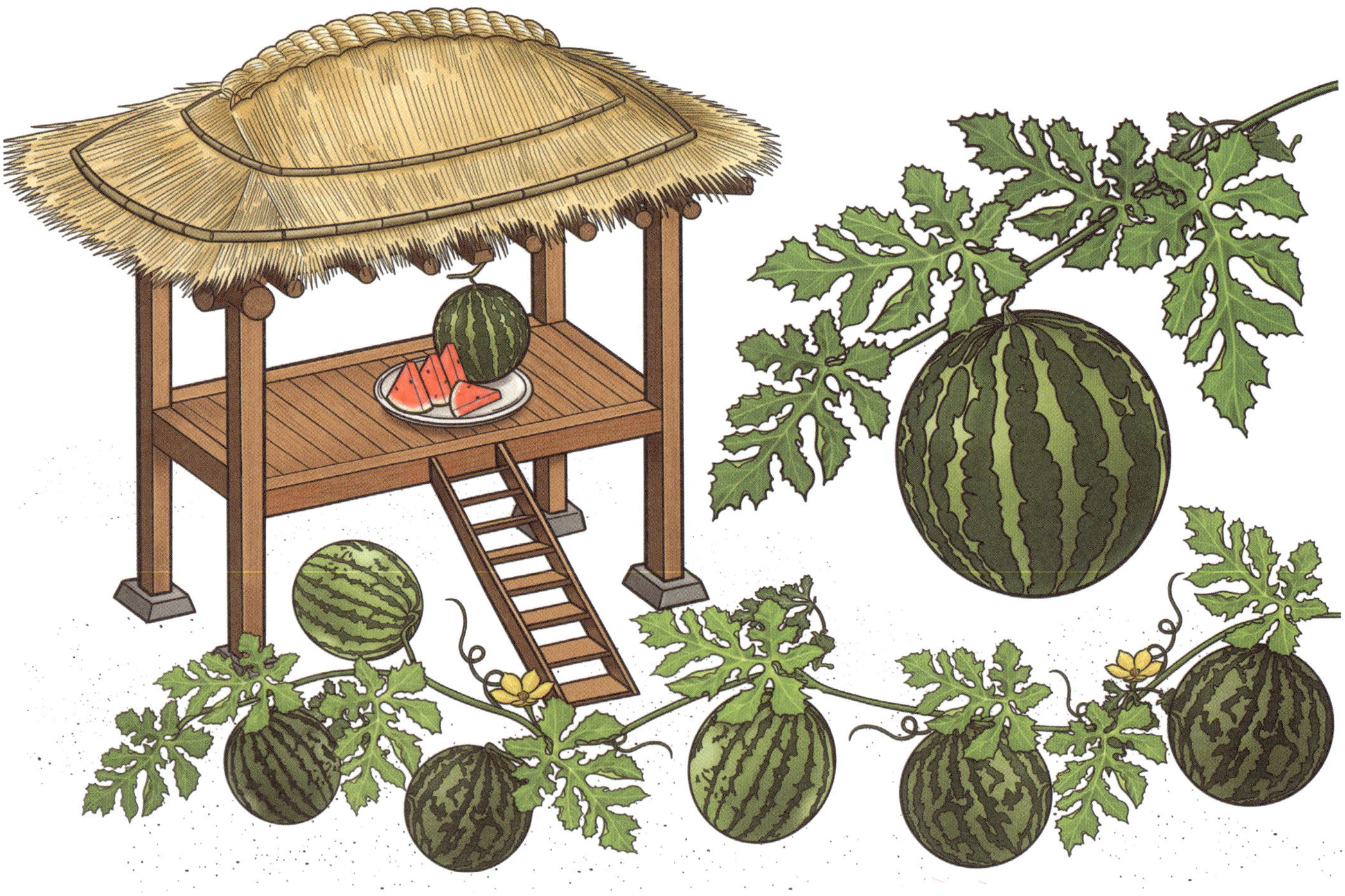

이야기 나누기

진행자   원두막에 대한 추억이 있으신가요? 어떤 과일을 좋아하세요?

어르신1 여름이면 시원한 수박이 최고지요.

어르신2 옛날에 몰래 수박 서리를 친구들과 해서 먹었던 기억이 나네.

계산력 인지활동

Q. 수박 한 통이면 10명이 먹을 수 있습니다.
   수박 3통이 있다면 몇 명이 먹을 수 있을까요?

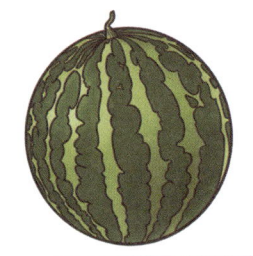 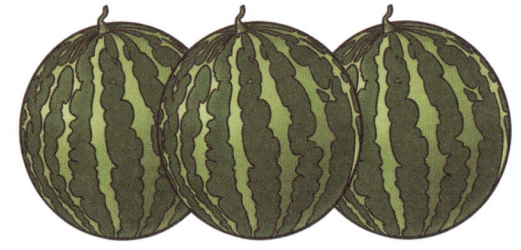

① 10명   ② 25명   ③ 30명   ④ 35명

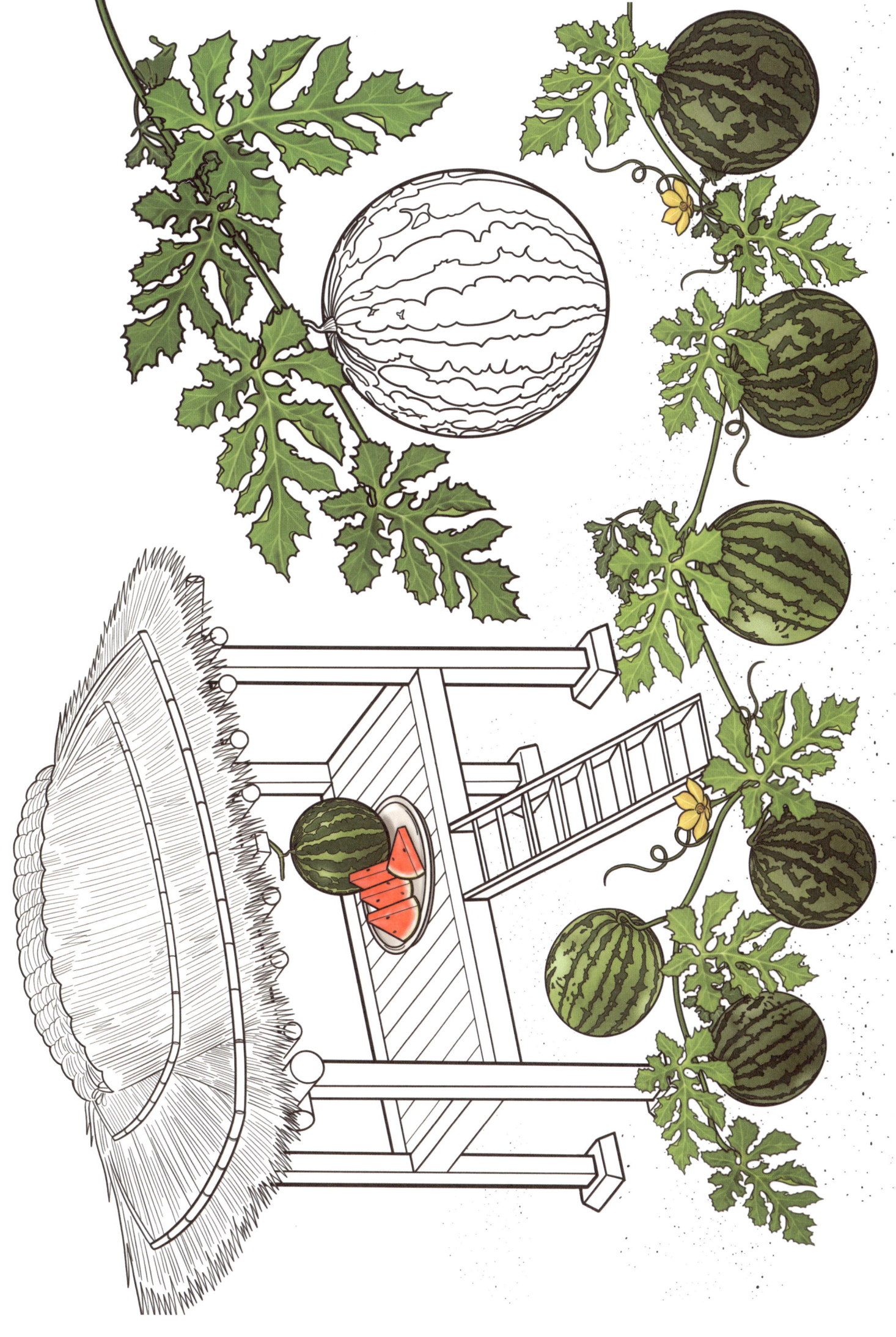

참빗과 동백꽃

년   월   일

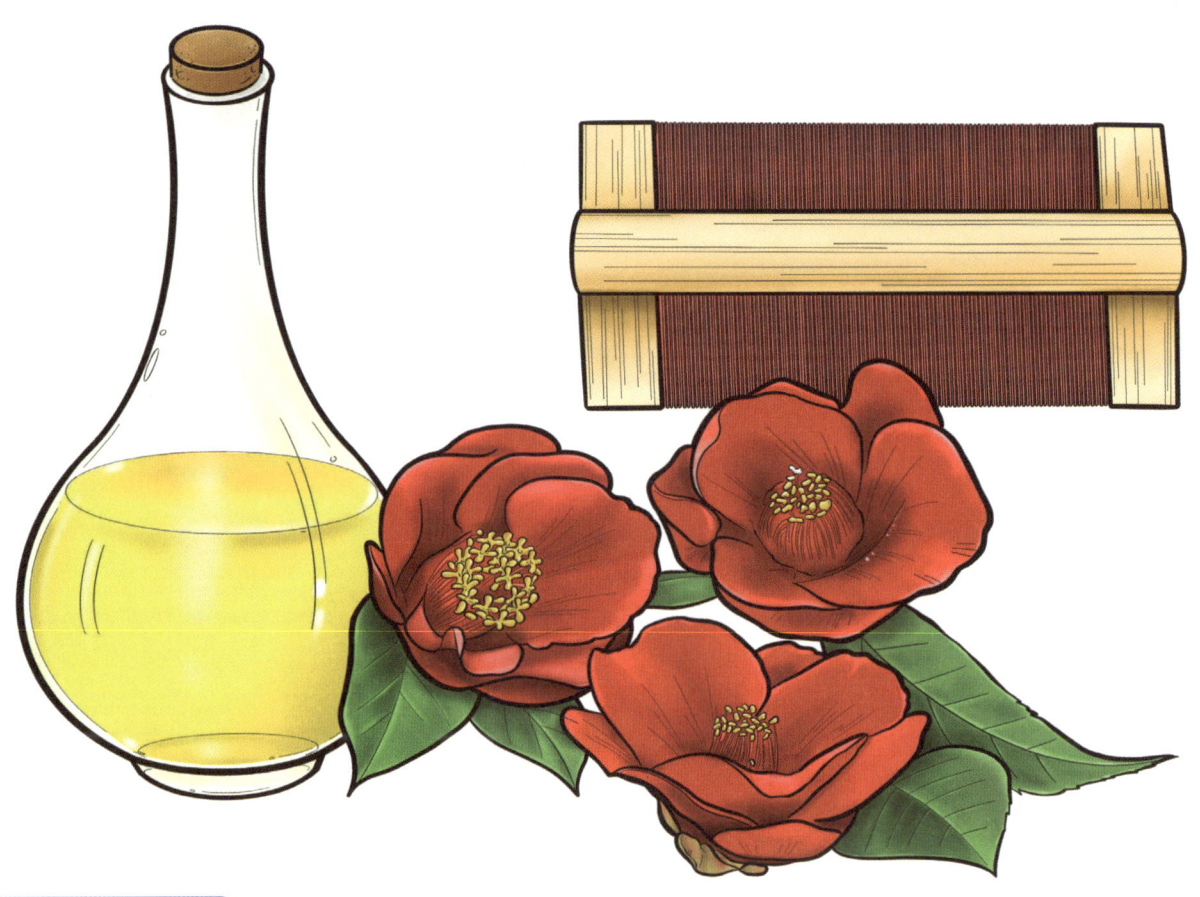

이야기 나누기

진행자   참빗과 동백기름에 대한 추억이 있나요?

어르신1   어머니가 동백기름을 발라서 참빗으로 머리를 빗겨주었어요. (86, 여)

어르신2   아이들 머리를 참빗으로 빗으면 이가 바닥에 깔아놓은 달력 위로 뚝뚝 떨어졌지요.

언어력 인지활동

Q. <문장 완성> 아래의 단어 중 1개를 선택하여 문장을 완성해 보세요.

| 참빗 | 동백꽃 | 동백기름 |

예) **참빗**으로 아이들 머리를 빗겨 주었던 기억

지필활동에 어려움이 있으신 분은 가족이나 진행자의 도움이 필요합니다. (대필이나 자필)

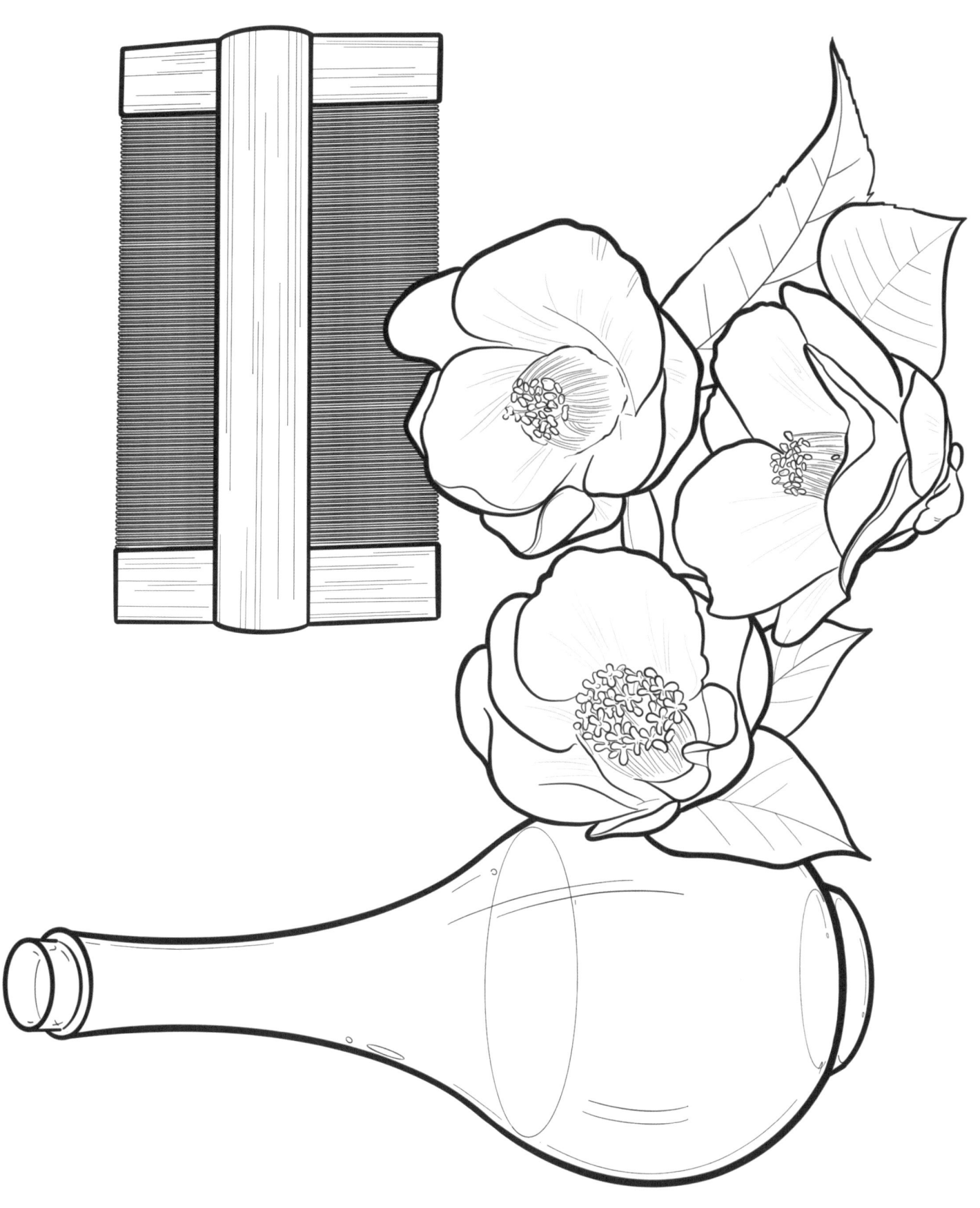

열아홉 새색시

년   월   일

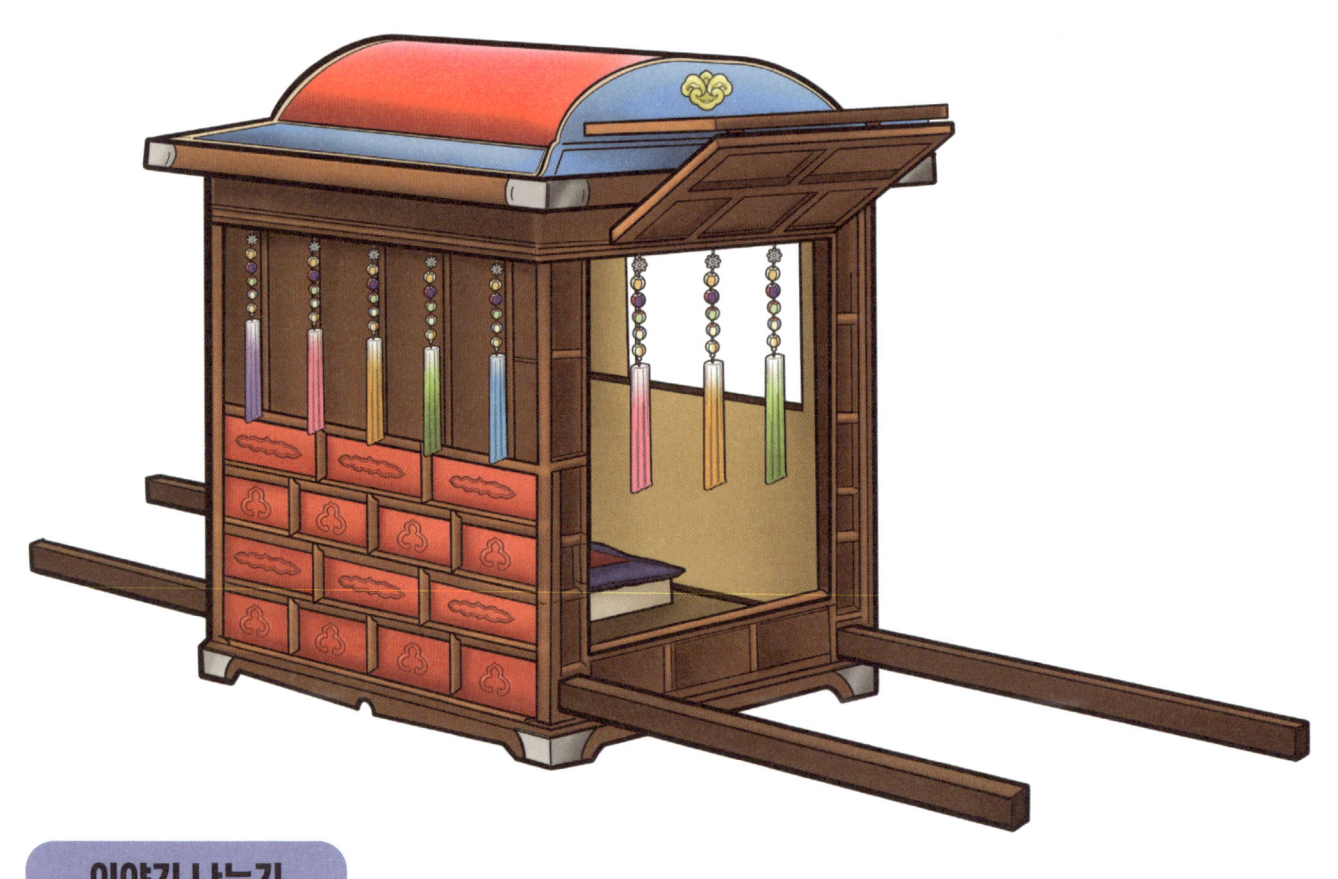

이야기 나누기

진행자 결혼하실 때 신랑과 신부는 몇 살이셨어요?

어르신1 19살에 결혼했지. 신랑은 21살이었구요.

어르신2 나는 20살이고, 신부는 17살이었어요. 신부가 참 고왔지요.

언어력 인지활동

Q. 모두 자신의 짝이 있다는 속담으로, (   )에 들어갈 사물은 무엇일까요?

(   ) 도 제 짝이 있다.

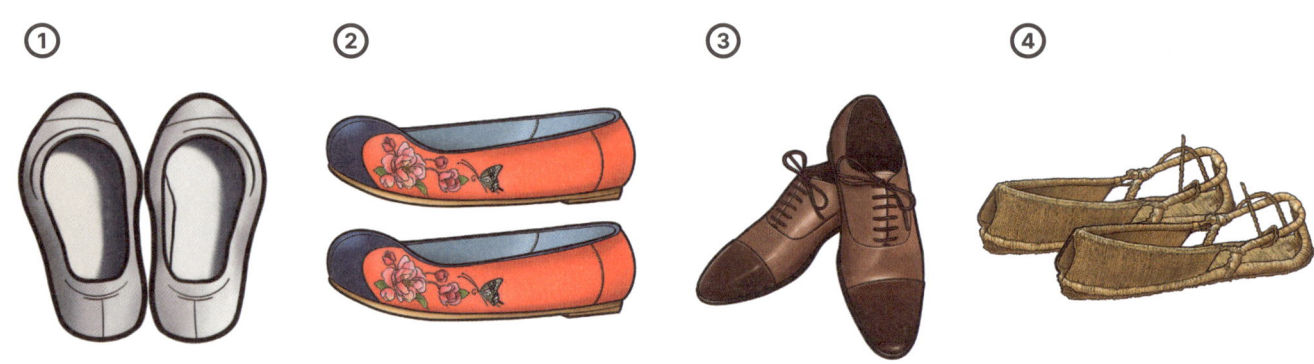

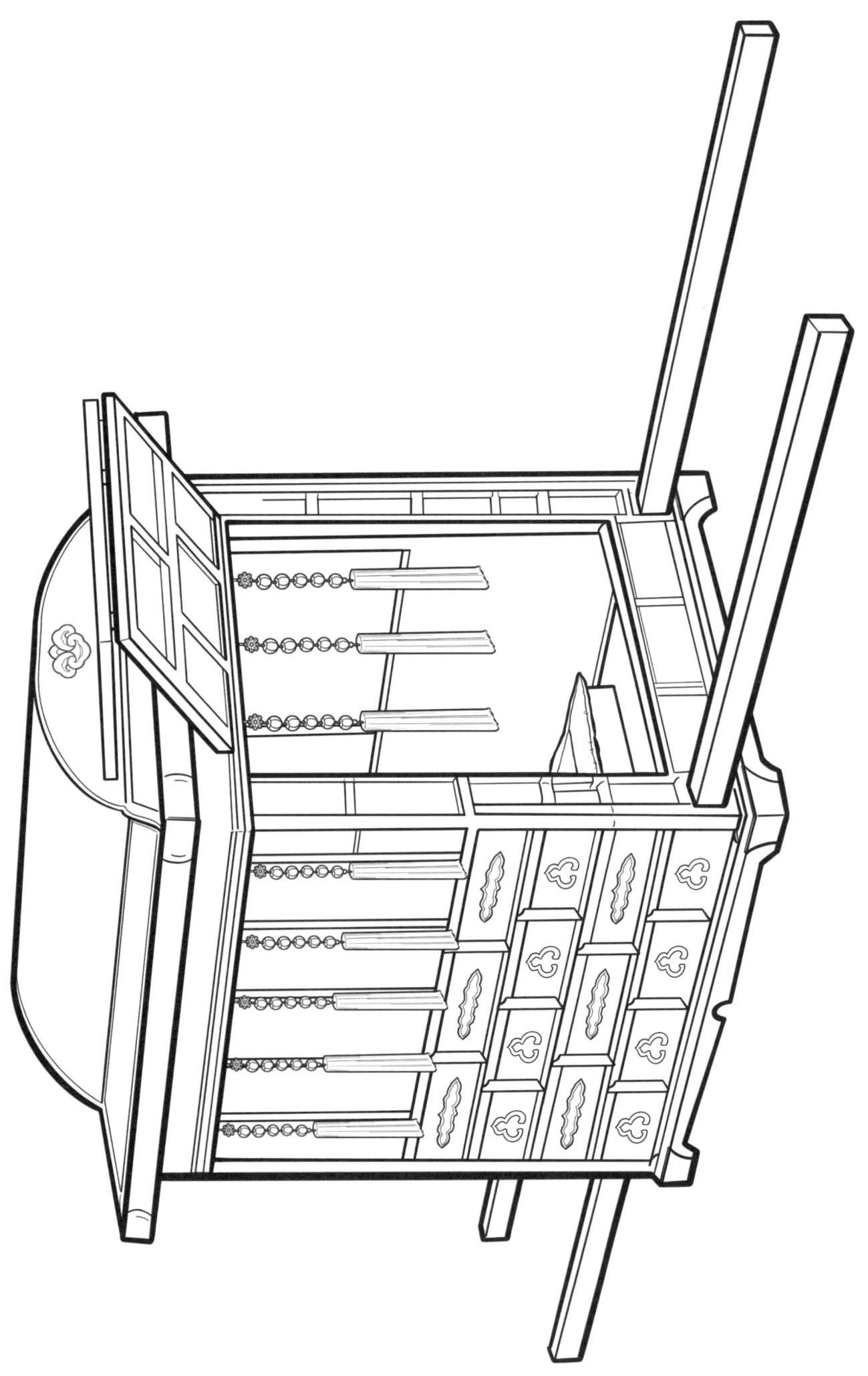

봉숭아 꽃물과 장독대   년   월   일

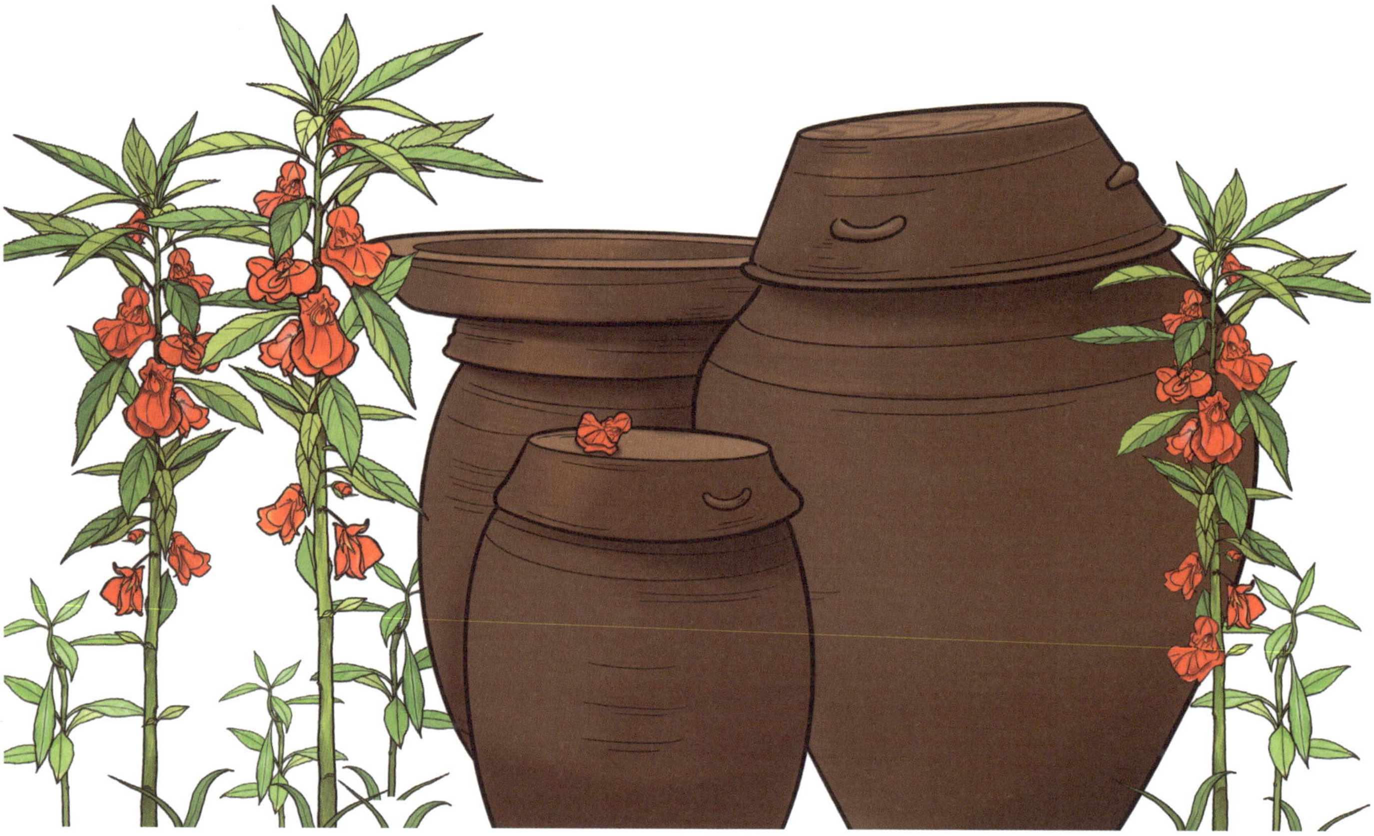

이야기 나누기

진행자　봉숭아꽃에 대한 추억이 있으시면 말씀해 주세요.

어르신1　12~13살 때였나? 마루에 앉아 마당을 보니 장독대 옆에 봉숭아꽃 핀 것이 기억나네.

어르신2　친정어머니가 "손 내밀어봐라" 하시며 봉숭아 물을 들여주었지.
　　　　어머니가 보고싶네.

기억력 인지활동

<활용1. 실제로 봉숭아 꽃물 들이기>

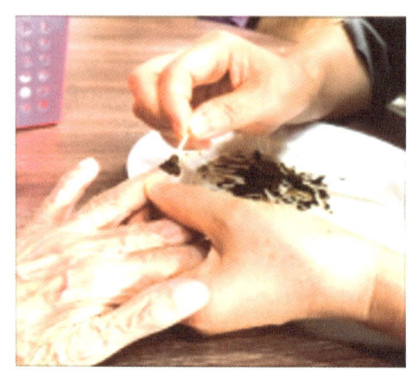

손발톱 색은 저산소증 상태를 발견하는 지표로 4,5번째 손톱에만 꽃물을 들였습니다.

<활용2. 도화지에 손 본 뜬 후 색칠>

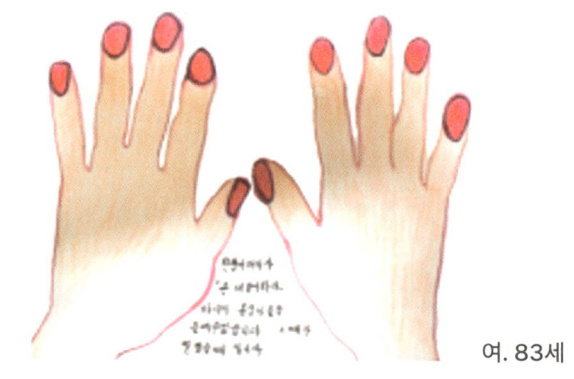

여. 83세

꽃물을 들인 후 어르신의 손을 도화지에 대고 본 뜬 뒤 색칠하고, 말씀을 대필 혹은 자필하는 활동을 해주세요.

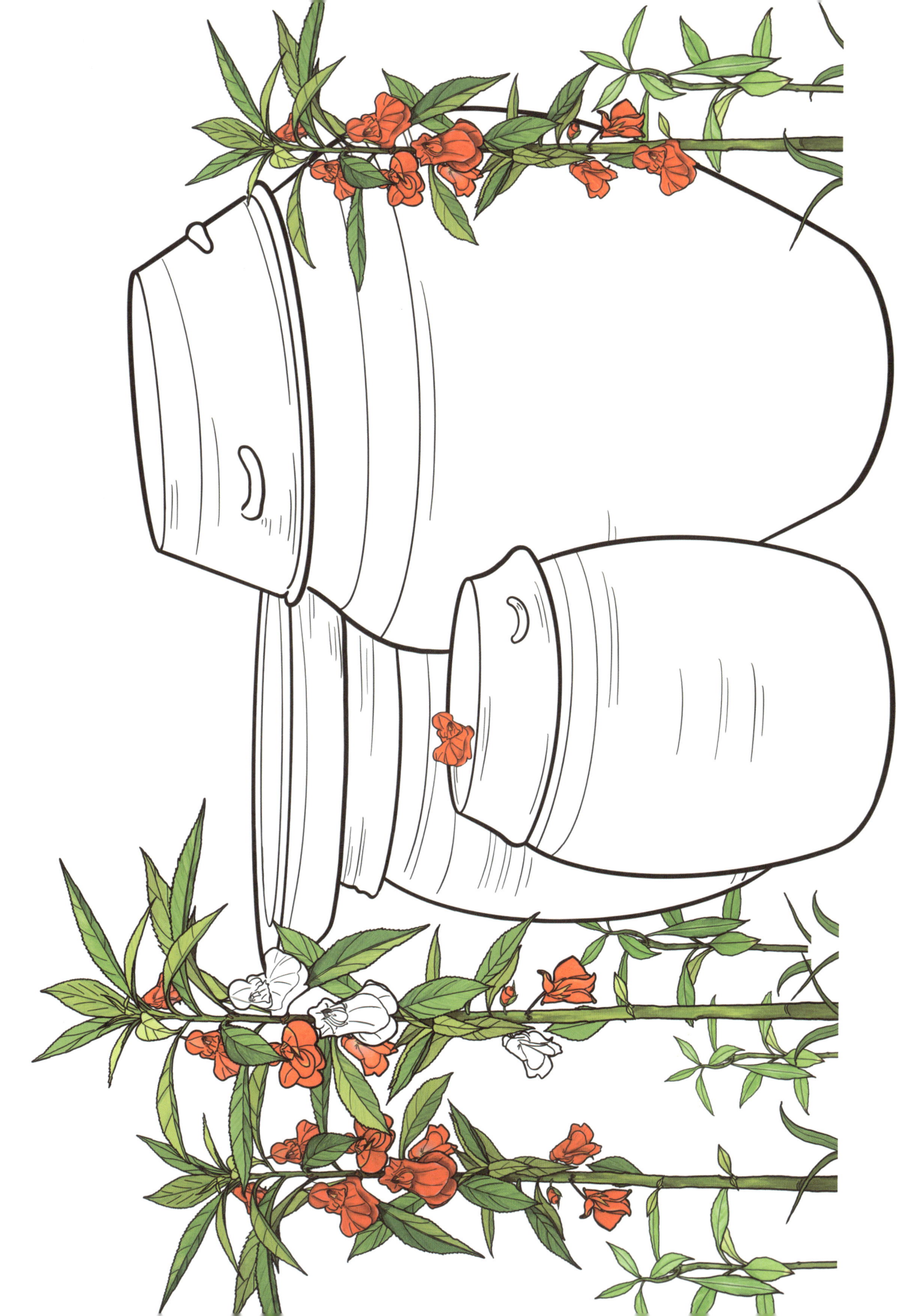

댓돌 위에 신발

년   월   일

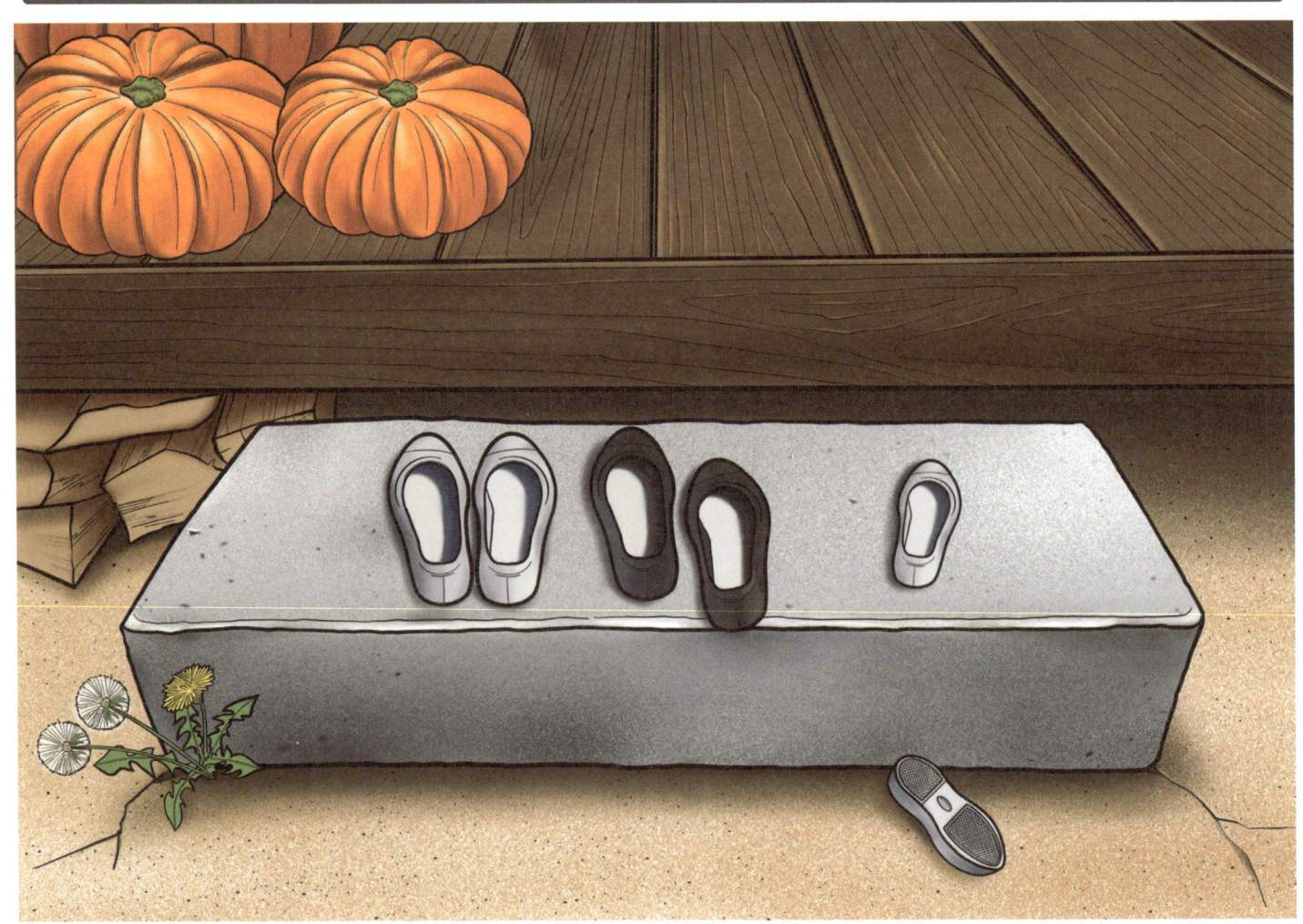

이야기 나누기 & 지남력 인지활동

Q. 슬하에 자녀가 어떻게 되시나요?

슬하에 자녀	남 녀

Q. 자녀의 이름을 적어주세요.
_____
_____
_____

지필활동에 어려움이 있으신 분은 가족이나 진행자의 도움이 필요합니다. (대필이나 자필)

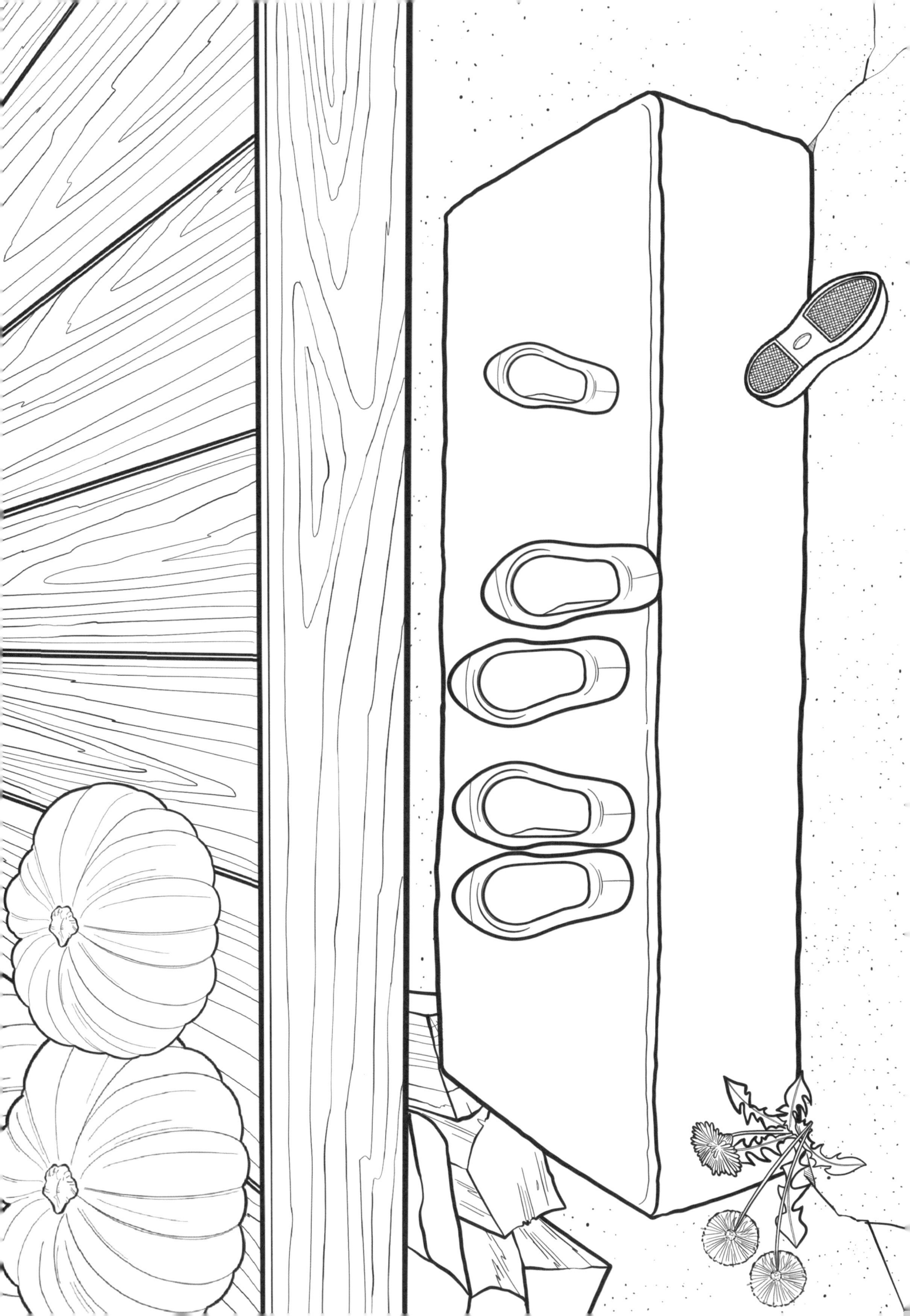

어머니와 민들레

년   월   일

이야기 나누기

진행자   자녀를 키우며 업어주던 기억이 있으시면 말씀해주세요.

어르신1   어느 날 딸을 업고 밭에 일하러 갔지요. 밭을 매는 동안 나무 그늘에 뉘여 놓았는데 뱀이 스르르 지나가는 것을 본 다음부터는 아무리 더워도 업고 일했어요. 얼마나 놀랐는지요.

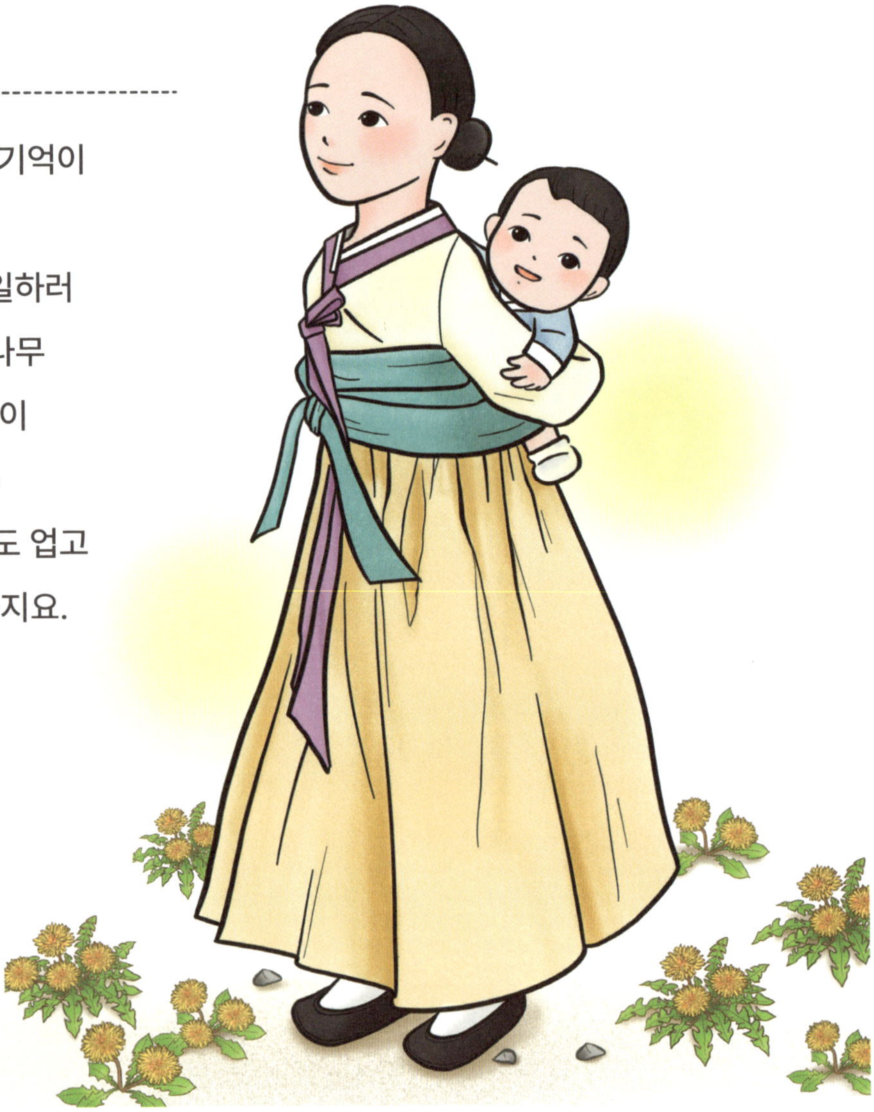

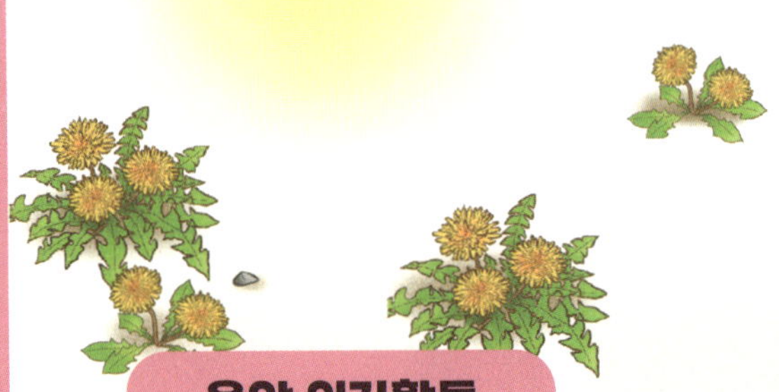

음악 인지활동

Q. 노래부르기 <섬집 아기> 등 어르신들이 알고 계시는 자장가 노래를 같이 불러보세요.

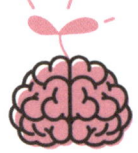

TIP!   진행자를 위한 팁!

민들레는 돌 사이에서도 뿌리를 땅 속 깊이 뻗어 꽃을 피웁니다.
그리고 먼 곳으로 민들레 꽃씨를 떠나 보냅니다.
인간은 어머니가 주는 깊고 넓은 조건 없는 사랑을 받으며 성장하고 떠납니다.
어머니의 조건 없는 사랑은 자녀가 홀로 서도록 한사람의 고유한 인간으로 성장시킵니다.
자장가를 부르며 아기 키우던 이야기를 서로 나눠주세요.

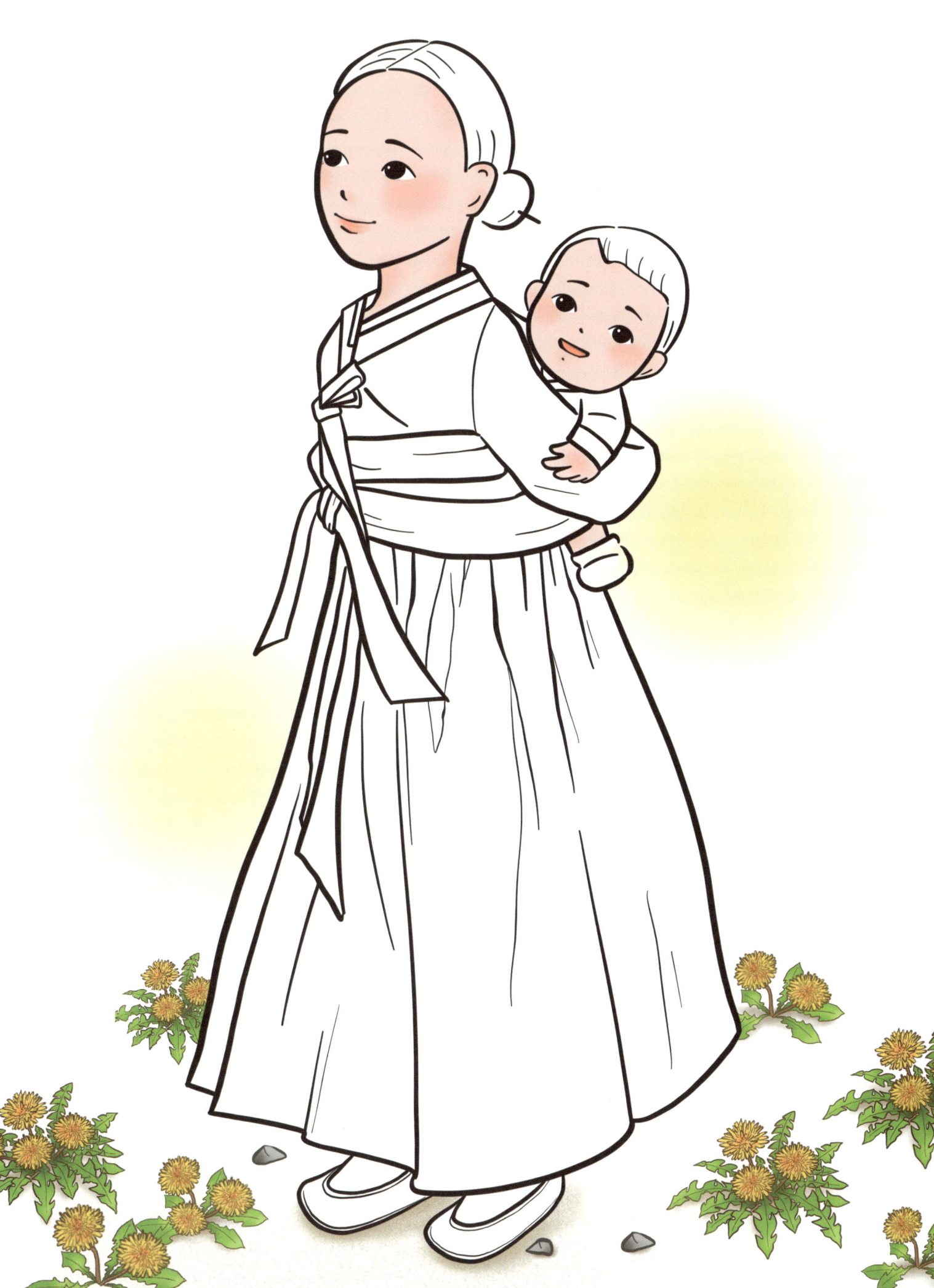

밥상과 상보

년 월 일

이야기 나누기

진행자 밥상과 상보에 대해 생각나시는 것이 있나요?

어르신1 밥차려서 상보로 덮어 놓고 밭에 일하러 갔지요.

어르신2 예전에 남은 자투리 천으로 상보를 만들었던 기억이 나네요.

어르신3 자녀들과 함께 옹기종기 밥상 앞에 둘러 앉아 밥 먹던 때가 가장 행복했지요.

어르신4 그때는 쌀이 귀해서 보리로 밥을 지어 먹어서 방귀를 많이 뀌었죠. 그 방귀를 보리방귀라고 불렀어요.

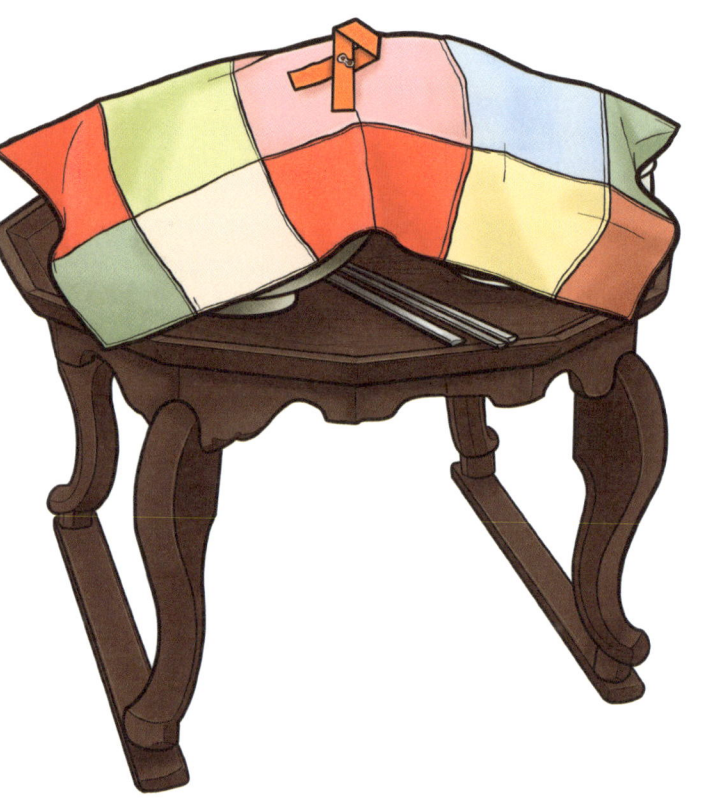

집중력 인지활동   ☞ 2단계 도안은 부록(p.73)에 있습니다.

Q. 위 그림의 밥상에 덮은 상보와 같은 색상의 상보를 찾아주세요.

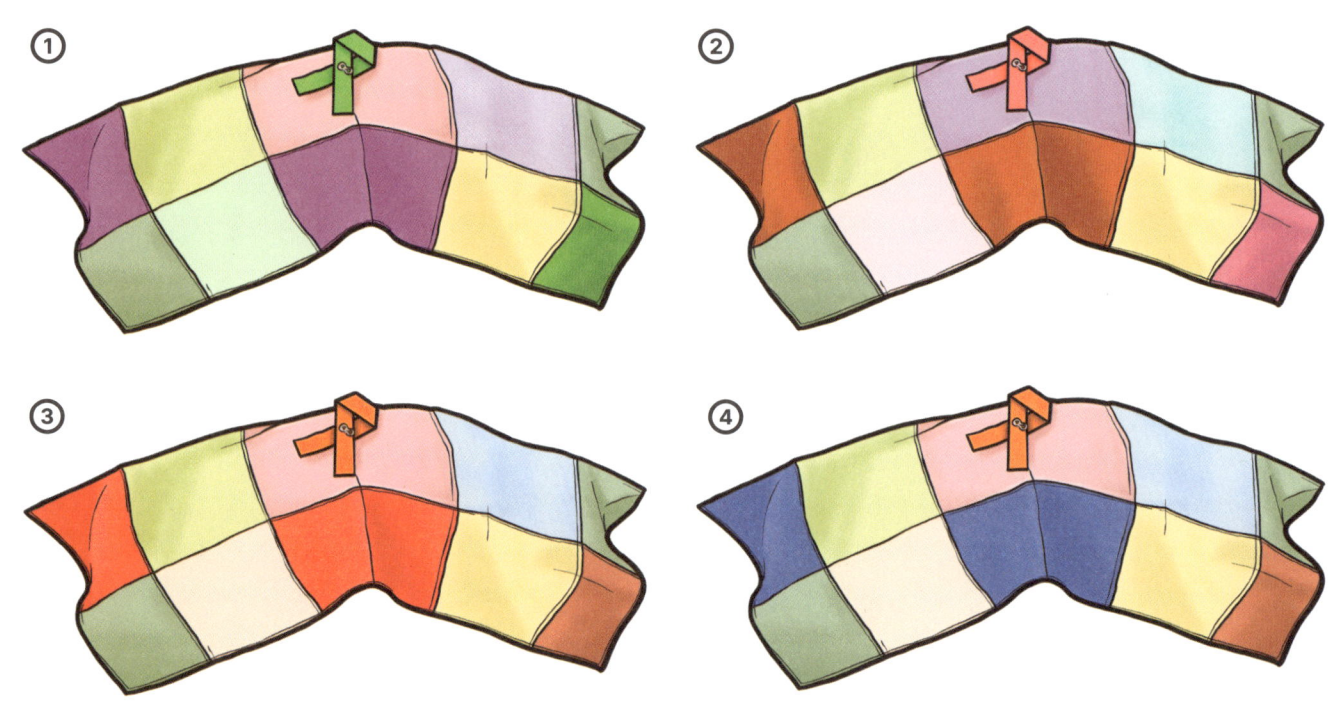

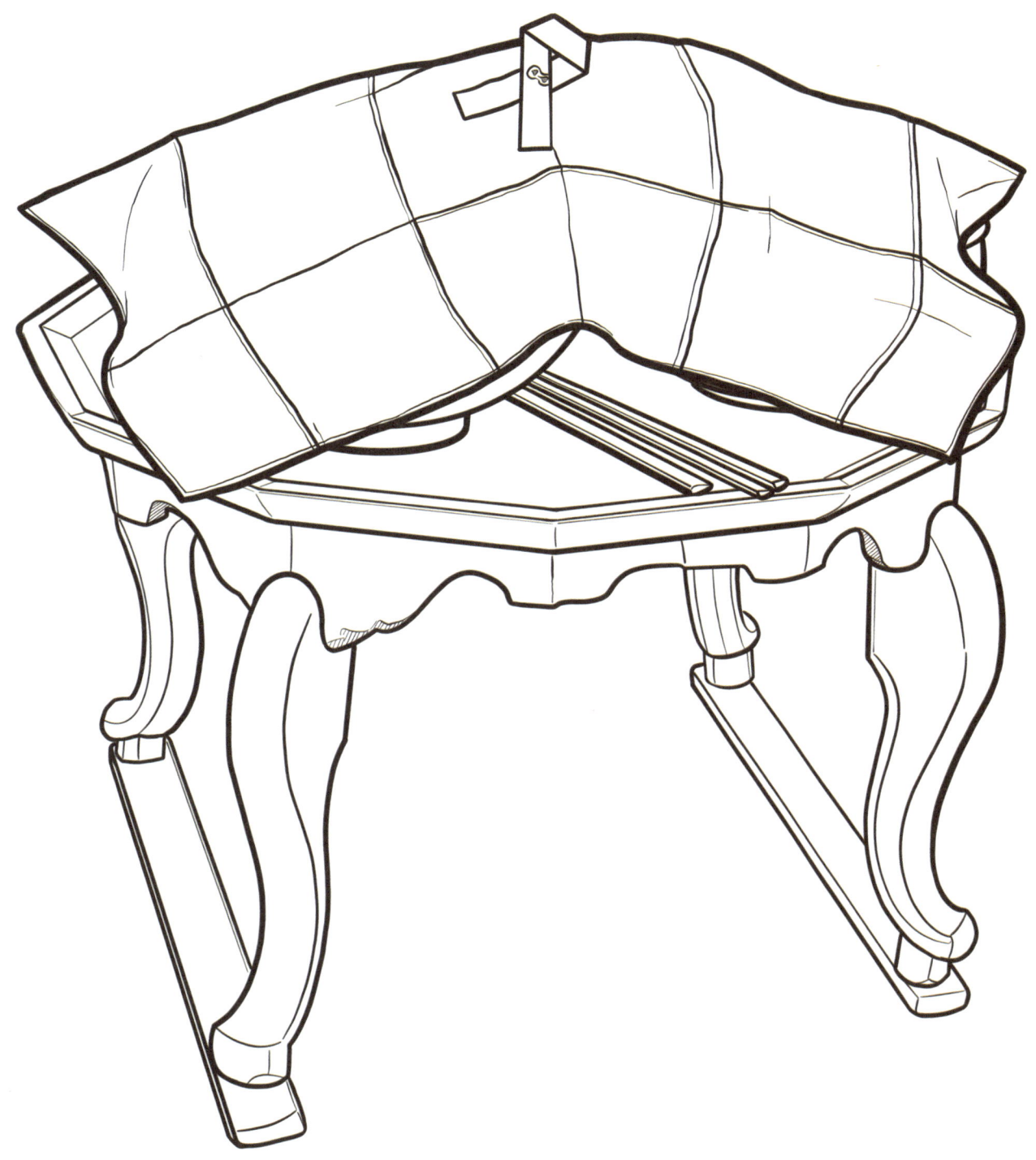

이야기 나누기 & 기억력 인지활동

Q. 밥상과 상보에 대한 기억이 있으시다면 생각나는 대로 적어주세요.
___
___
___

지필활동에 어려움이 있으신 분은 가족이나 진행자의 도움이 필요합니다. (대필이나 자필)

엄마 손은 약손

년   월   일

이야기 나누기

진행자 자녀가 어릴 때 아팠었던 기억이 있나요? 마음이 어떠셨어요?

어르신1 머리가 불같이 뜨거워서 밤에 들쳐 업고 약방에 가서 문을 두드린 기억이 나네요.

어르신2 내가 대신 아픈게 낫지요. 어찌나 마음이 아픈지… 어린 것이 말도 못하니 안쓰러웠어요.

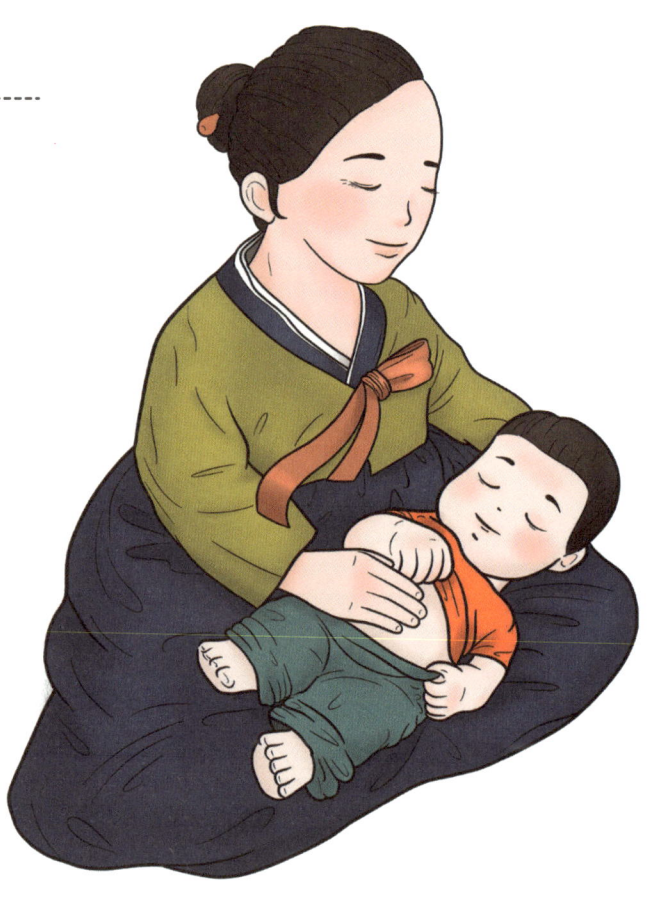

언어력 인지활동

Q. 초성퀴즈입니다. 아플 때는 어떤 병원에 가야 하나요?

보기) 안과, 치과, 소아과, 정형외과, 산부인과, 정형외과

1. 무릎이 쑤시고 아파요. 어떤 병원으로 가야 할까요?

   ㅈ ㅎ ㅇ ㄱ   (   )

2. 눈에 통증이 있어요. 어떤 병원으로 가야 할까요?

   ㅇ ㄱ   (   )

3. 이가 시리고 아파요. 어떤 병원으로 가야 할까요?

   ㅊ ㄱ   (   )

4. 어린 손주가 감기에 걸렸어요. 어떤 병원으로 가야 할까요?

   ㅅ ㅇ ㄱ   (   )

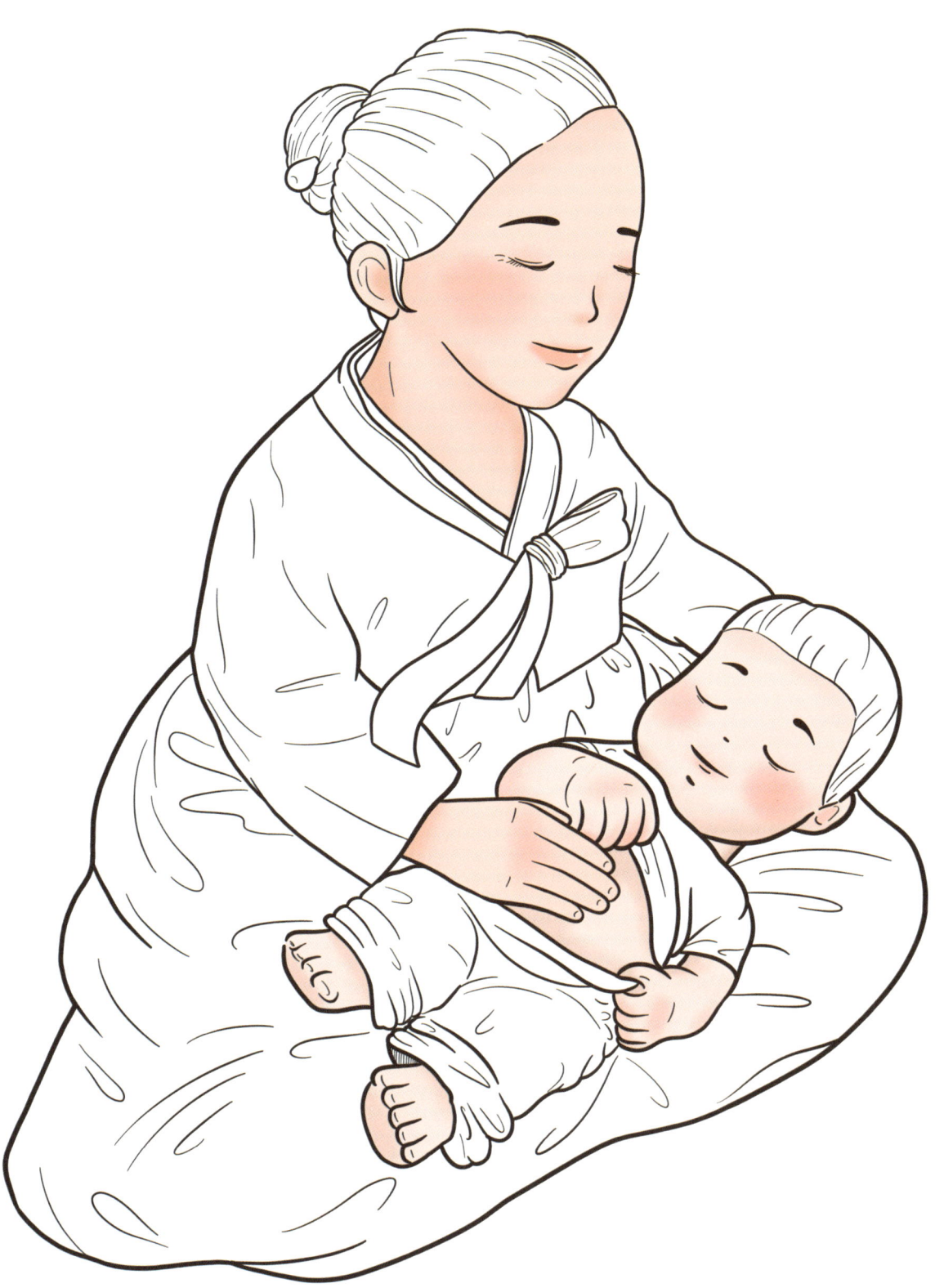

이야기 나누기 & 기억력 인지활동

Q. 자녀가 어릴 때 아팠던 기억이 있나요? 그때 마음이 어떠셨어요?
___
___
___

지필활동에 어려움이 있으신 분은 가족이나 진행자의 도움이 필요합니다. (대필이나 자필)

정성이 반, 사랑이 반   년   월   일

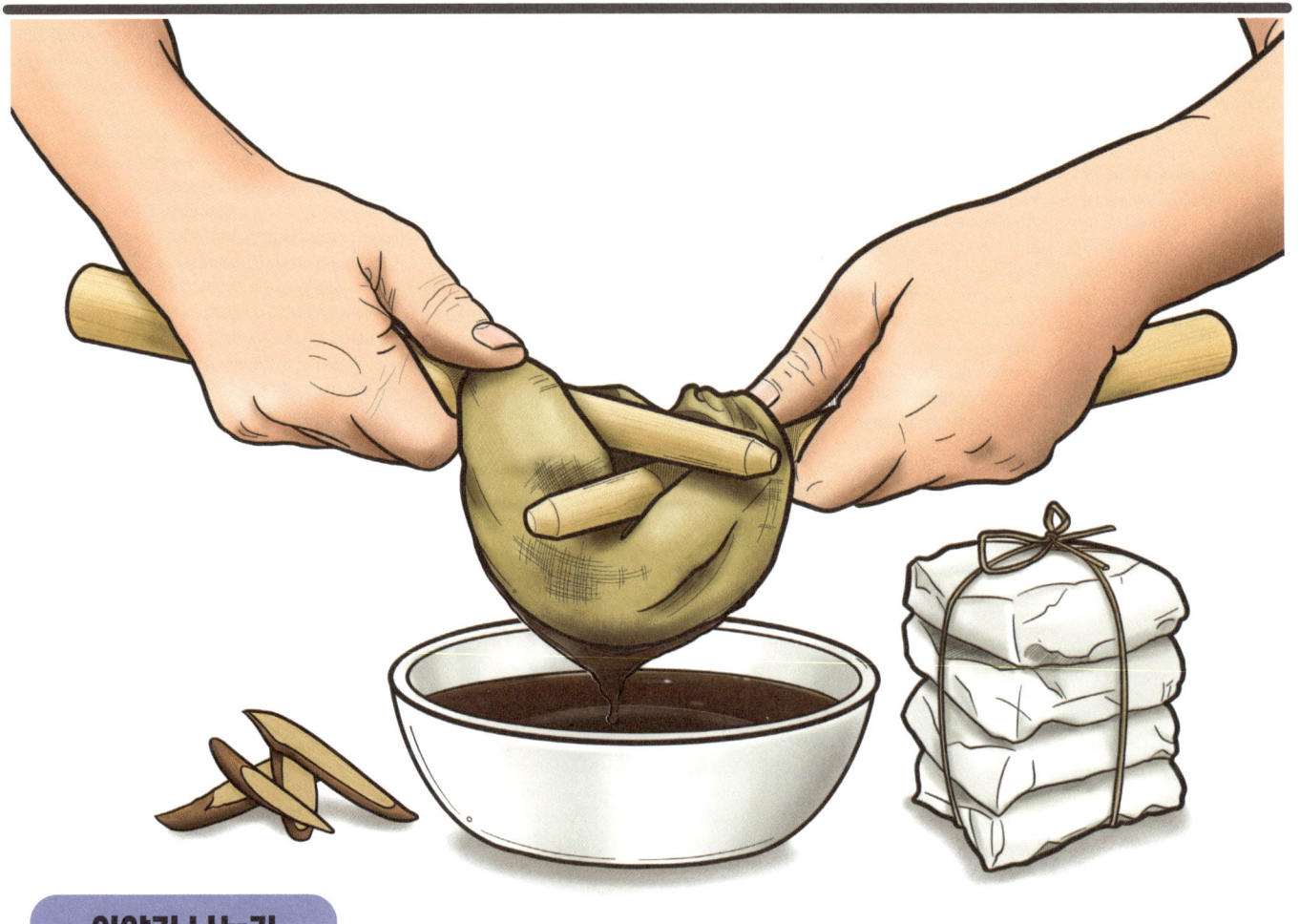

이야기 나누기

진행자   한약을 다리고 짜보았던 기억이 있으신가요?

어르신1 예전에 작은 아이가 아파 한약을 많이 다렸지요. 잠깐 잊으면 타버려서 정성을 들였지요.

어르신2 한약을 짜고 남은 찌꺼기를 밭에다 주면 밭 작물들이 잘 자랐었지요.

언어력 인지활동

Q. 위의 그림에도 있는 한약재 입니다. 아래 보기에서 답을 찾아주세요.

> 어떤 일에도 빠지지 않고 끼는 사람을 비유하는 표현으로 쓰이는 이 단어는
> 한약에서 다른 약과 함께 사용하며 약효가 좋아진다고 합니다.
> 어려운 상황의 사람에게 끼어들어 도움을 주는 사람이라는
> 긍정적인 뜻으로 쓰이기도 합니다. 이 단어는 무엇일까요?

약방에 (   )

① 생강   ② 대추   ③ 감초   ④ 한약

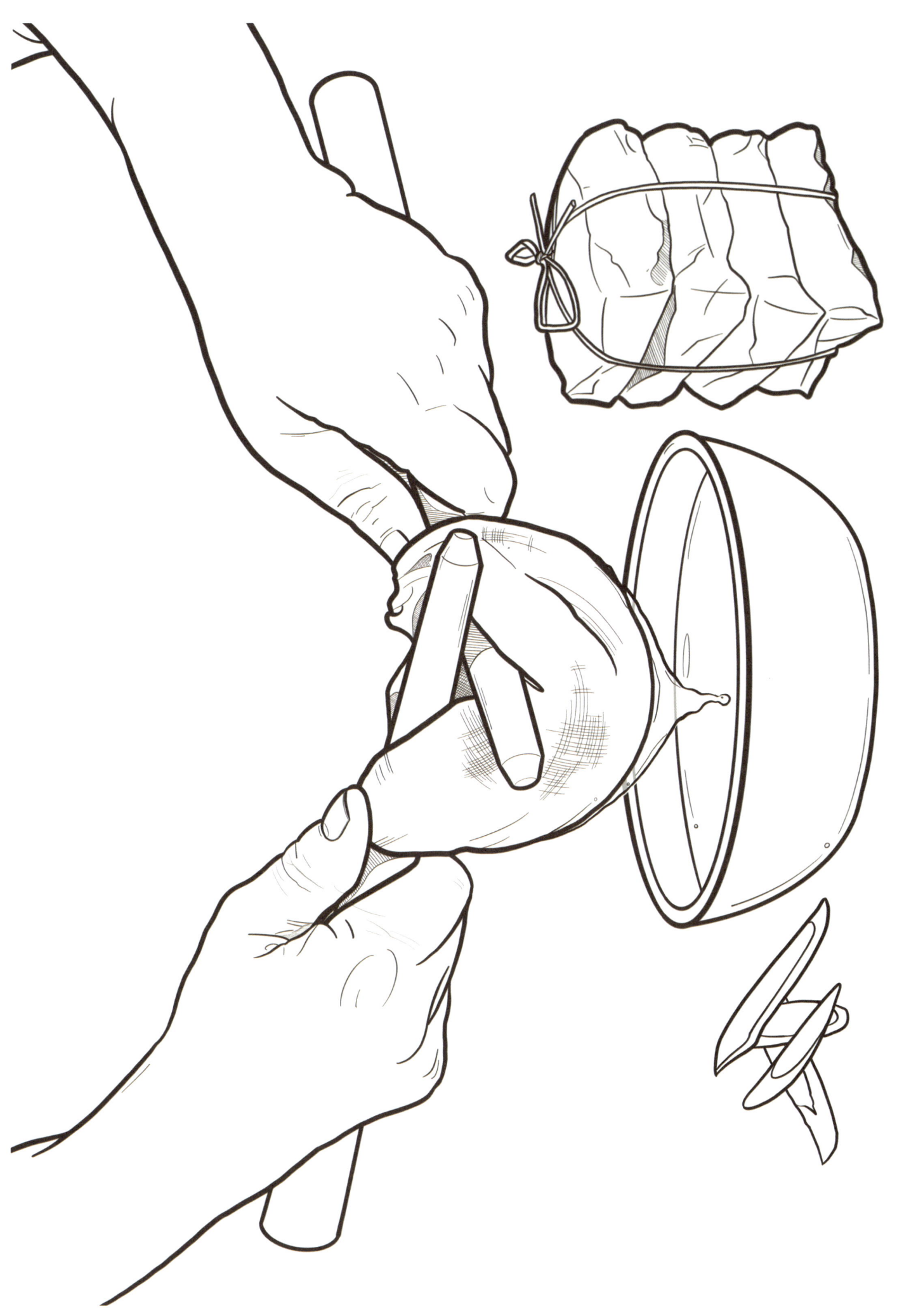

자녀의 자랑스런 입학식   년   월   일

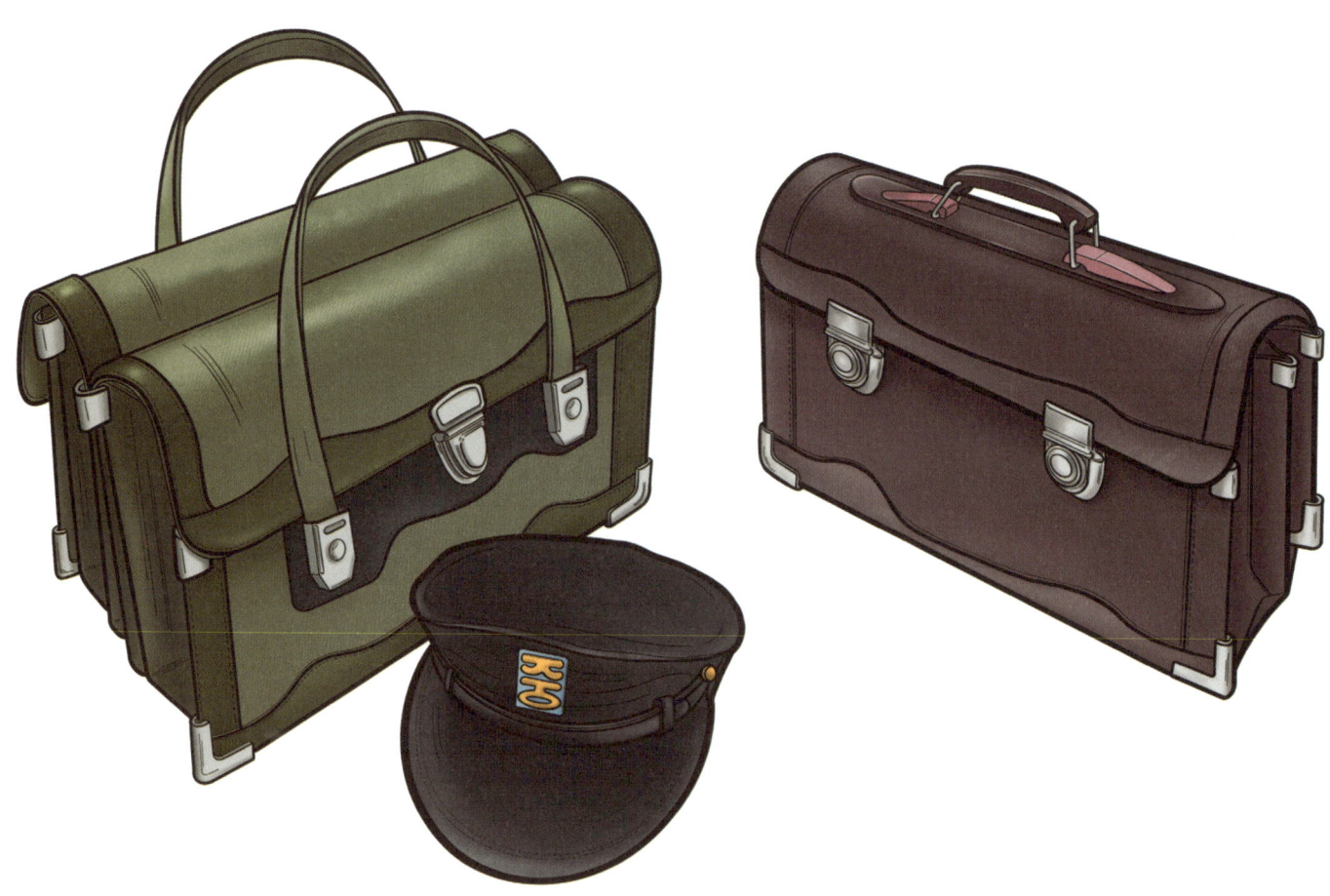

이야기 나누기

진행자   자녀의 중·고등학교 입학식 하던 날이 생각이 나시나요?

어르신1   큰 아들이 중학교 교복을 입고 학교 가는 날, 어찌나 자랑스럽던지요.

어르신2   돈이 없어서 큰 딸을 중학교에 보내지 못한 것이 아직까지 미안해요.
그런데 그 딸이 40살에 검정고시 공부를 해서 고등학교까지 졸업했지 뭐예요.
참 자랑스러워요.

이야기 나누기 & 기억력 인지활동

> **Q. 입학식 때 필요하다고 생각하는 물건을 3가지 이상 적어보세요.**
>
> _____
>
> _____

지필활동에 어려움이 있으신 분은 가족이나 진행자의 도움이 필요합니다. (대필이나 자필)

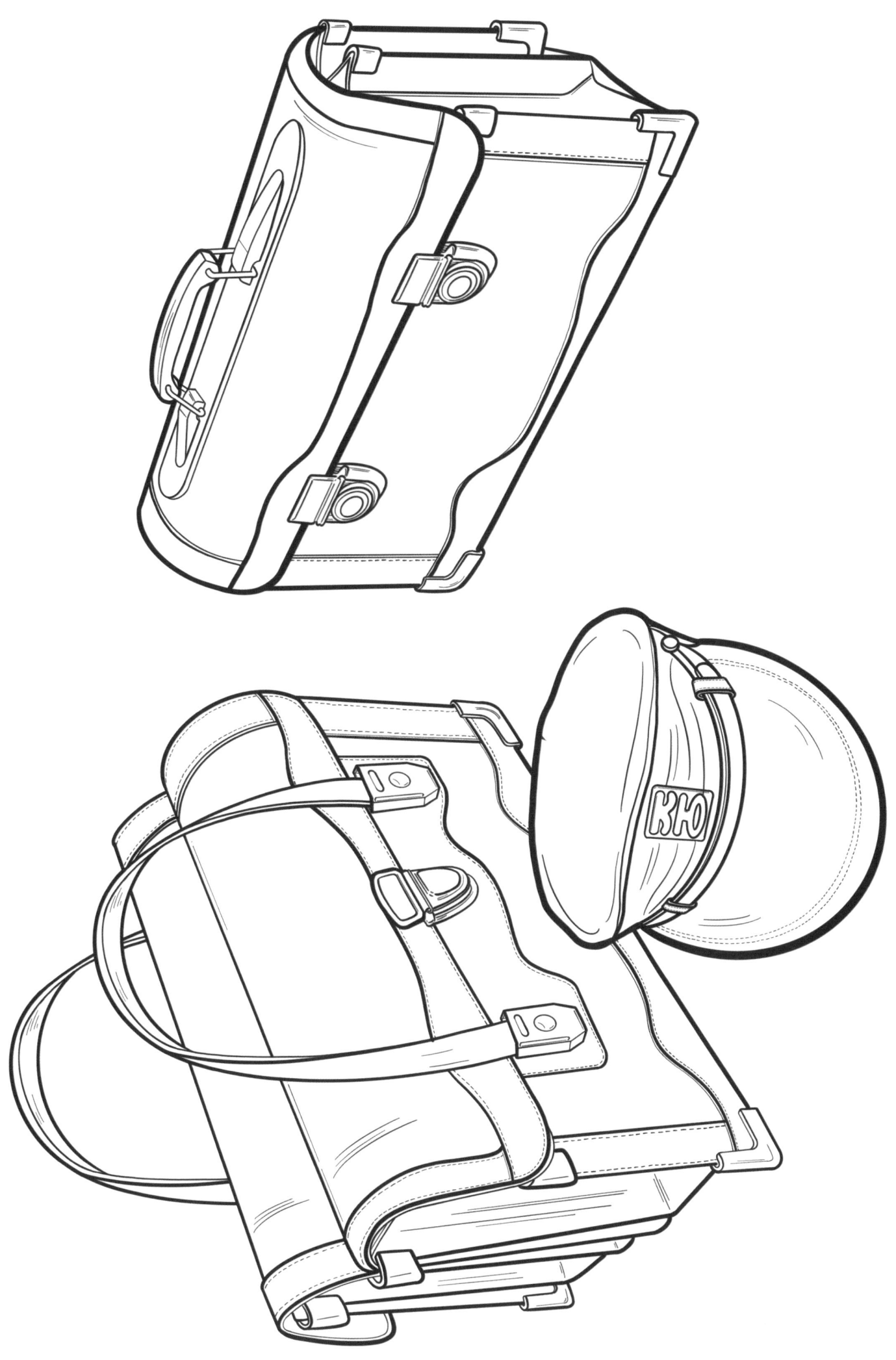

양은도시락과 난로

년 월 일

이야기 나누기

진행자 도시락 반찬으로 싸주었던 요리가 생각나는 게 있으신가요?

어르신1 멸치볶음과 짠지를 싸주었던 기억이 있어요.
어느날 딸 아이가 분홍 소세지를 싸달라고 떼를 쓴 적이 있었지요.
그 날로 장에 가 소세지를 싸주었더니 참 좋아했었지요.

어르신2 아들이 고등학생 때는 도시락을 두 개씩 싸줬어요. 겨울철에는 도시락을 난로 위에 데워서 밥이 눌러 붙어 설거지하기가 힘들었지요.

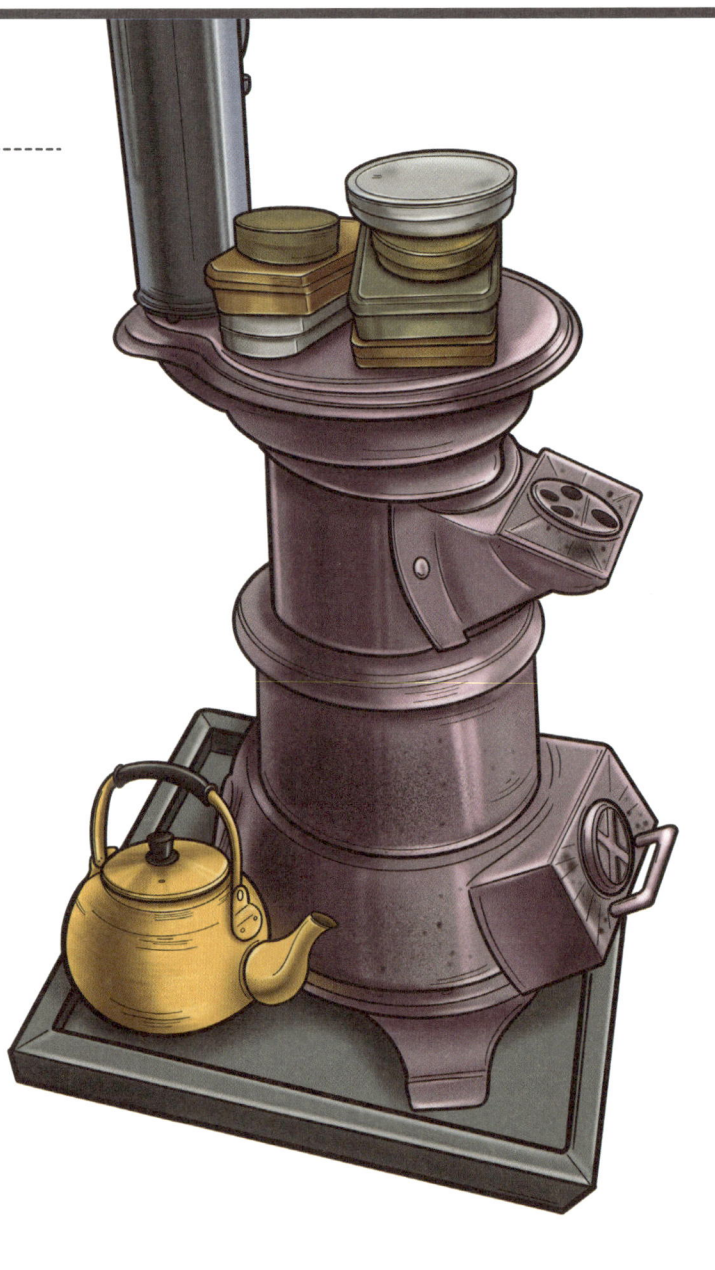

언어력 인지활동

Q. 보기의 이름과 같은 첫글자 '도'로 시작하는 단어의 그림을 찾아주세요.

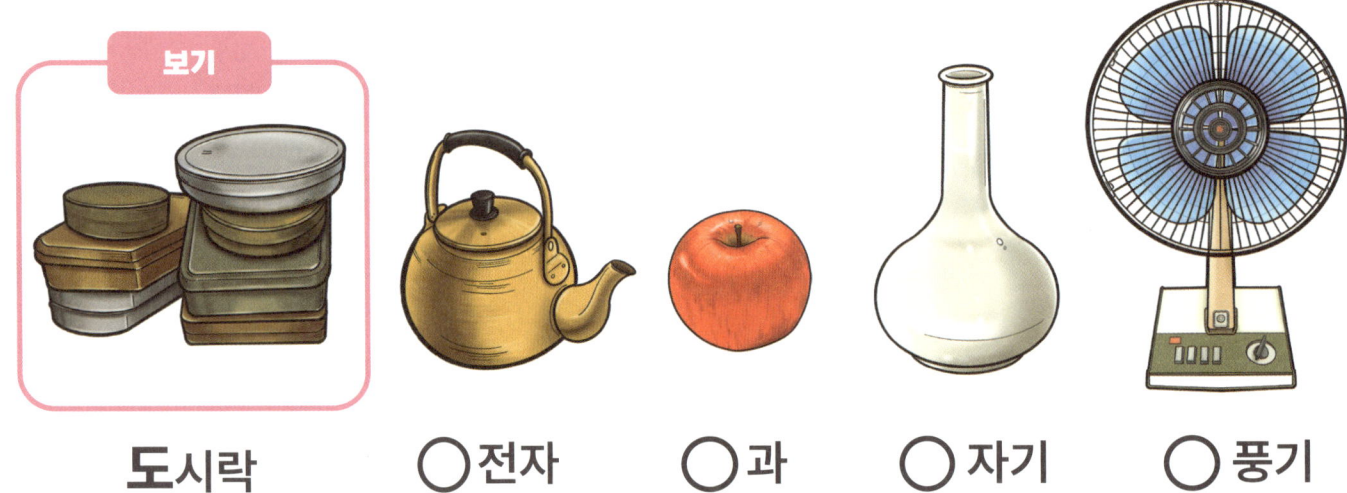

보기: **도시락**　○전자　○과　○자기　○풍기

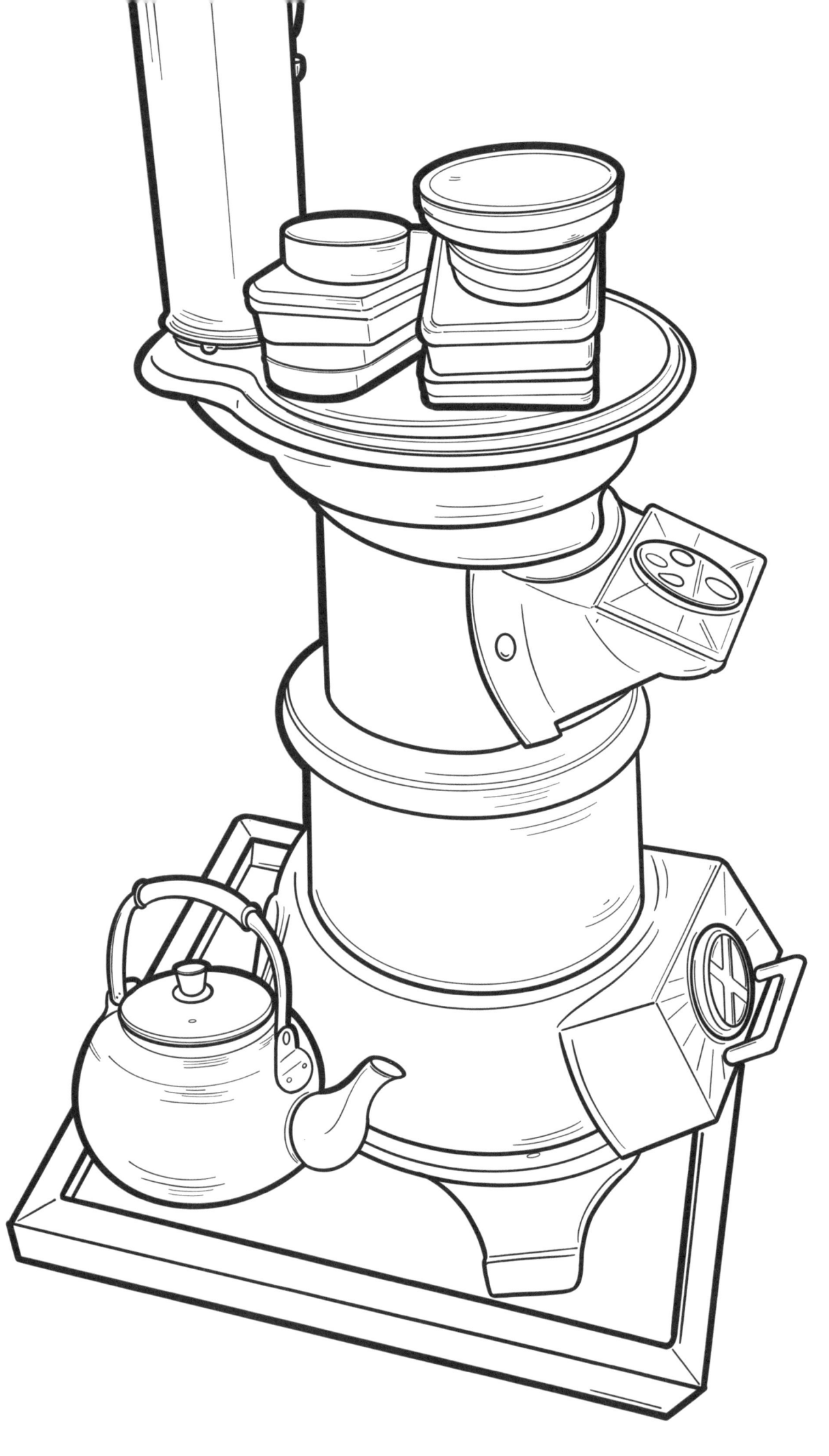

아랫목과 양은밥통   년   월   일

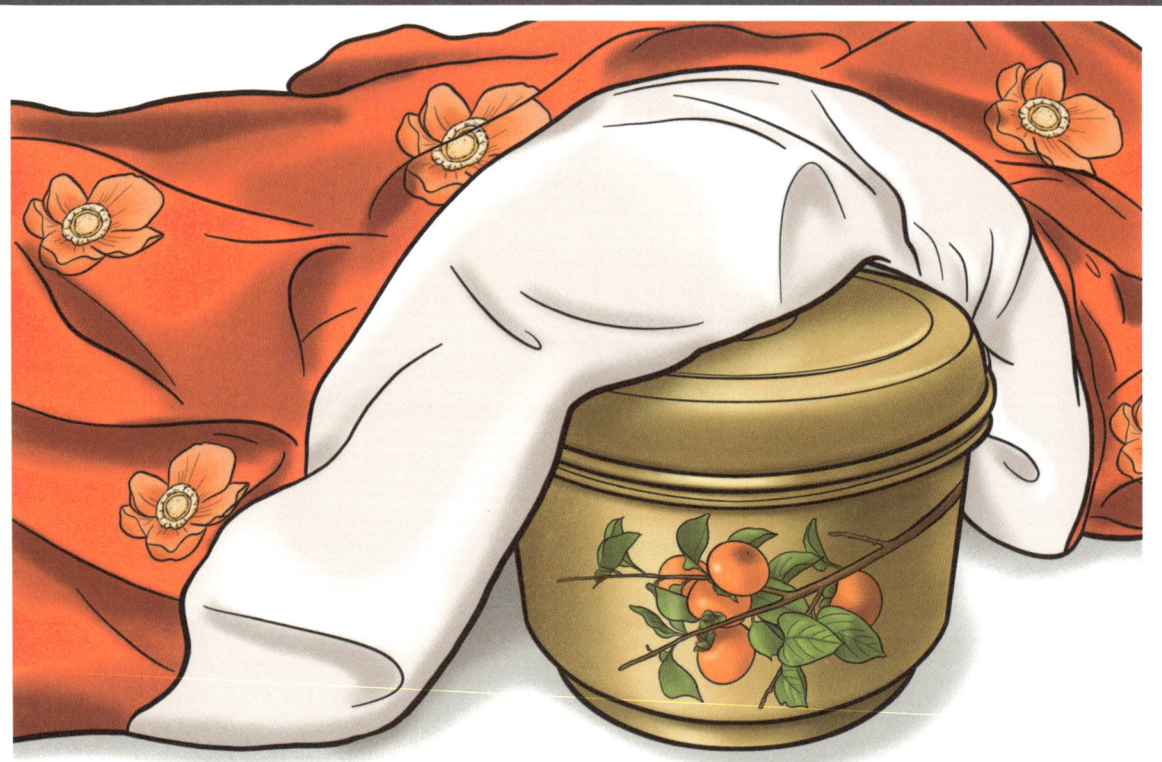

이야기 나누기

진행자   아랫목과 양은밥통에 대한 추억이 있나요?
어르신1   겨울이면 양은밥통에 밥을 퍼서 이불로 덮어 놓았었지요.
어르신2   밥통이 있는 줄도 모르고 발로 차서 엎어진 게 두어 번 있었지요. 그 때가 기억나네요.

기억력 인지활동

Q1. <(   )로 주고 말로 받는다.>의 속담이 있습니다. (   )에 들어갈 단어를 찾아주세요.

① 가마니   ② 석   ③ 되   ④ 홉   ⑤ 말

Q2. (   )에 들어갈 단어는 무엇일까요?

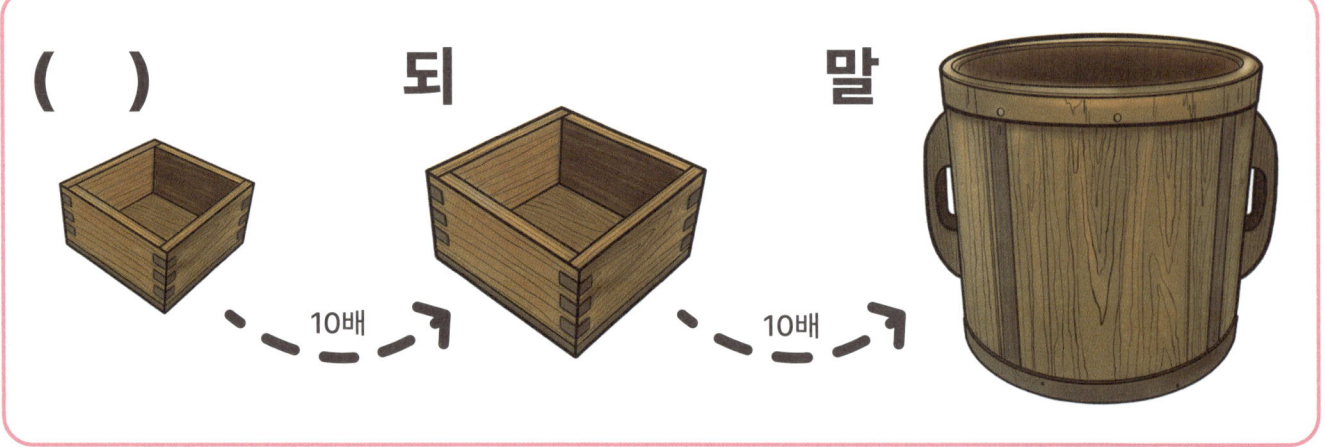

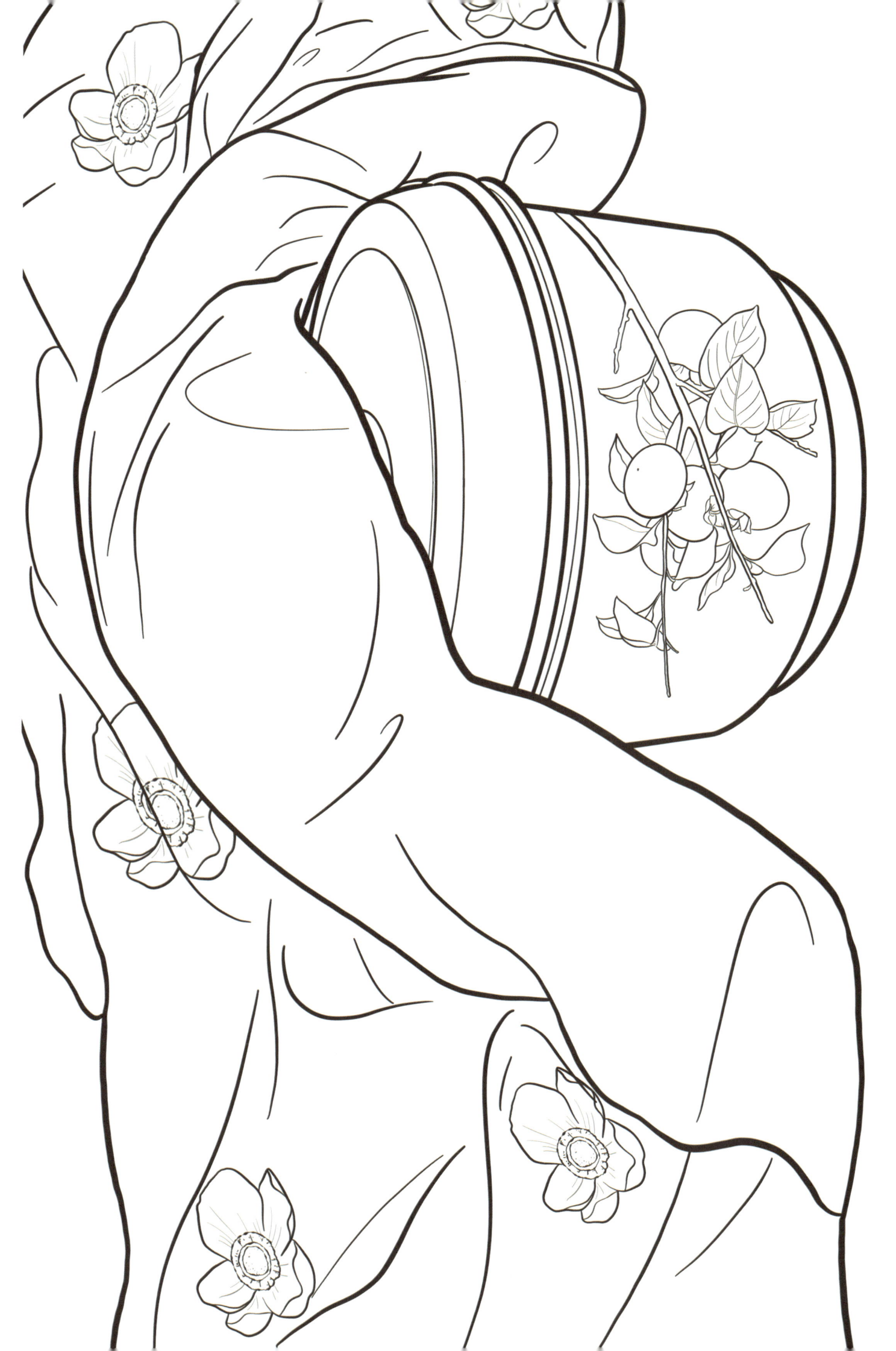

추억의 공중전화   년   월   일

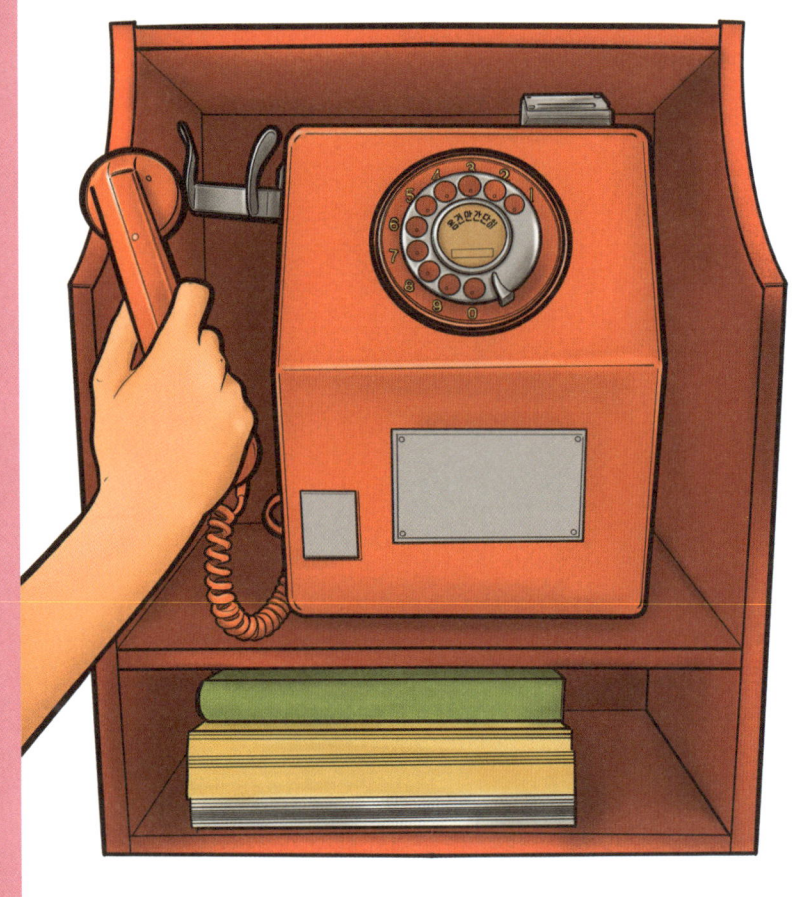

이야기 나누기

진행자　공중전화를 사용해 본 적이 있나요?

어르신1　예전에는 전화번호를 모르면 공중전화 밑에 전화번호부 책이 있어 번호를 찾아서 전화를 했지요.

어르신2　장날 장에 가면 객지 나간 딸이 잘 있는지, 주인집으로 공중전화에서 전화를 했던 기억이 나네요.

어르신3　전화 중에 동전이 다 떨어져서 말이 끊긴 적이 여러 번 있지요.

계산력 인지활동

Q. 100원으로 공중전화에 넣으면 1분을 통화할 수 있습니다. 자녀와 3분간 통화하려면 얼마가 필요할까요?

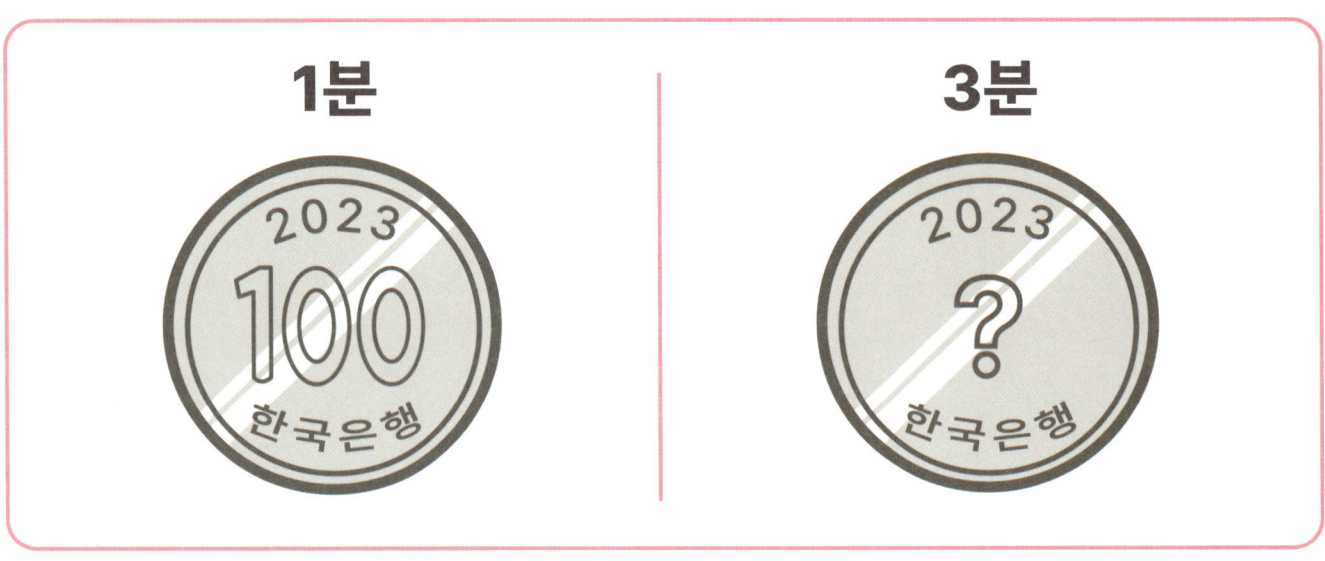

① 100원　　② 250원　　③ 300원　　④ 400원

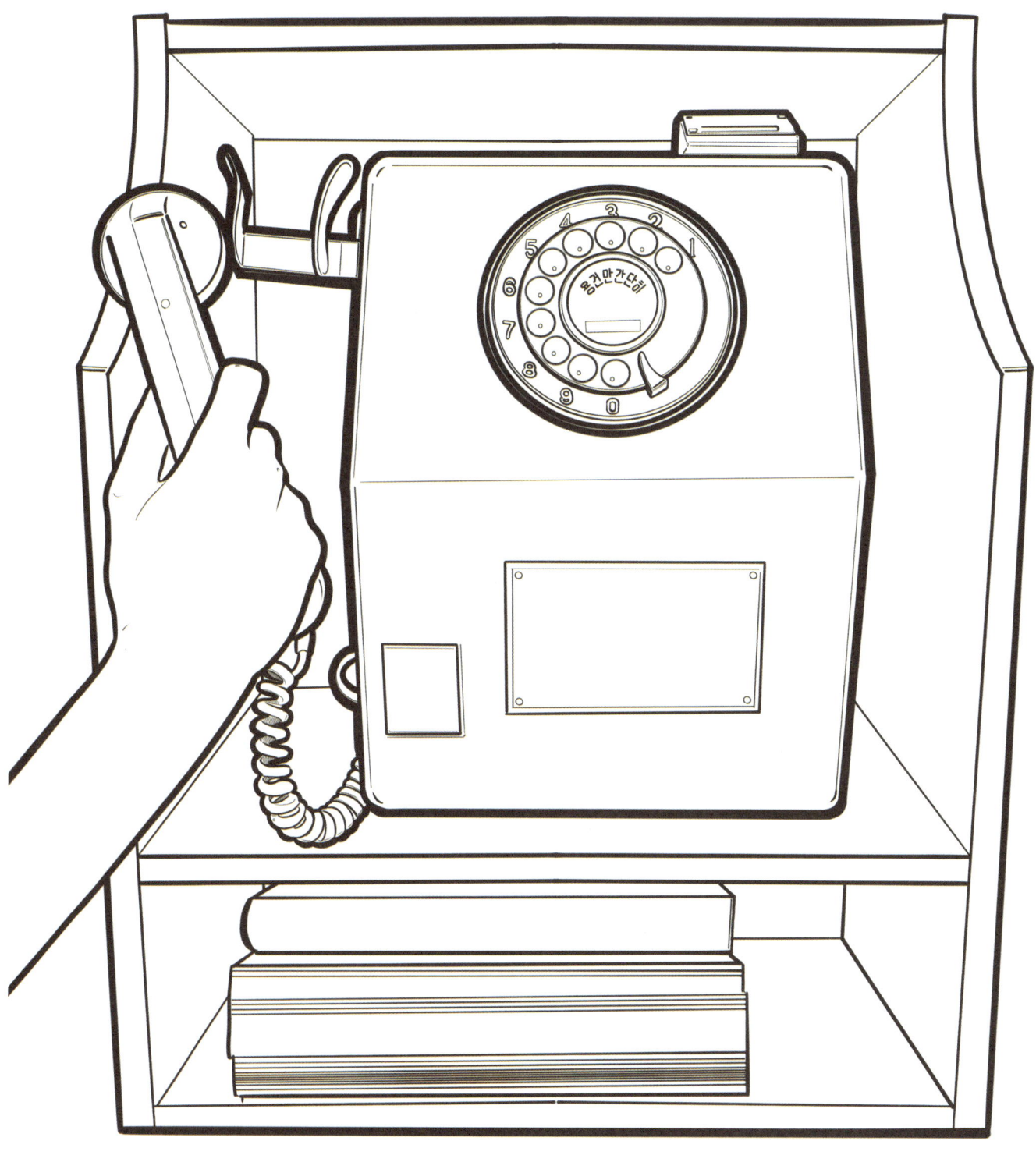

이야기 나누기 & 기억력 인지활동

Q. 누구에게 전화를 걸고, 누구에게 받고 싶은가요?
_____
_____
_____

지필활동에 어려움이 있으신 분은 가족이나 진행자의 도움이 필요합니다. (대필이나 자필)

댕~댕~댕~괘종시계   년 월 일

이야기 나누기

진행자   괘종 시계를 사용하신 적이 있나요?

어르신1 안방에 괘종 시계가 있었는데 막내보고 "시계에 밥 줘라" 하고 많이 했지요.

어르신2 괘종 시계 소리를 들으며 잠에서 깼지요.
          비싼 돈을 주고 샀는데 우리 집의 보물이었어요.

지남력 인지활동

Q. 아래의 문제를 보고 시침과 분침을 그려 넣어주세요.

1. 아침에 몇 시에 일어나시나요?
2. 저녁에 몇 시에 주무시나요?

아침   저녁

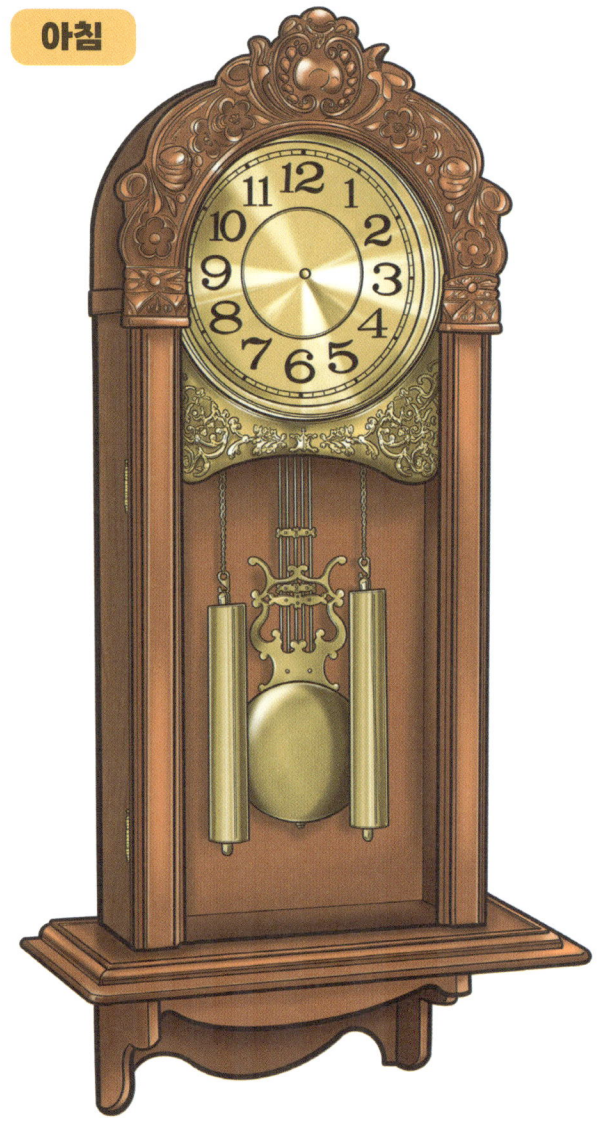
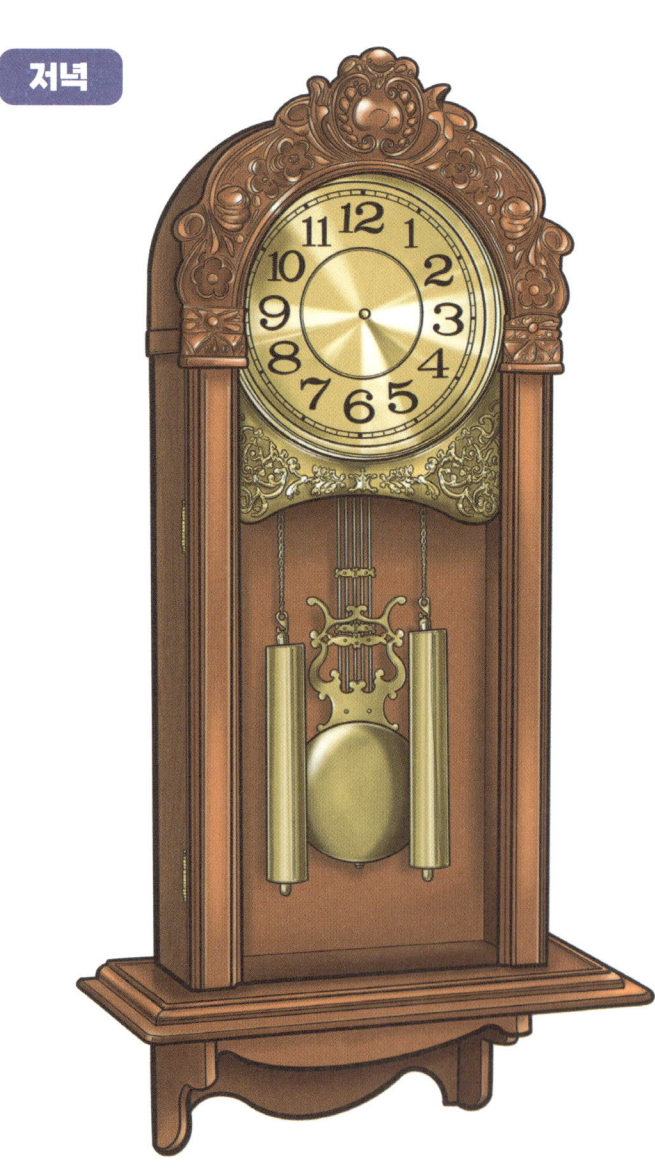

이야기 나누기 & 기억력 인지활동

Q. 지금은 <u>몇 시, 몇 분</u> 인가요? 볼펜으로 먼저 시침과 분침을 그린 후 색칠해 주세요.

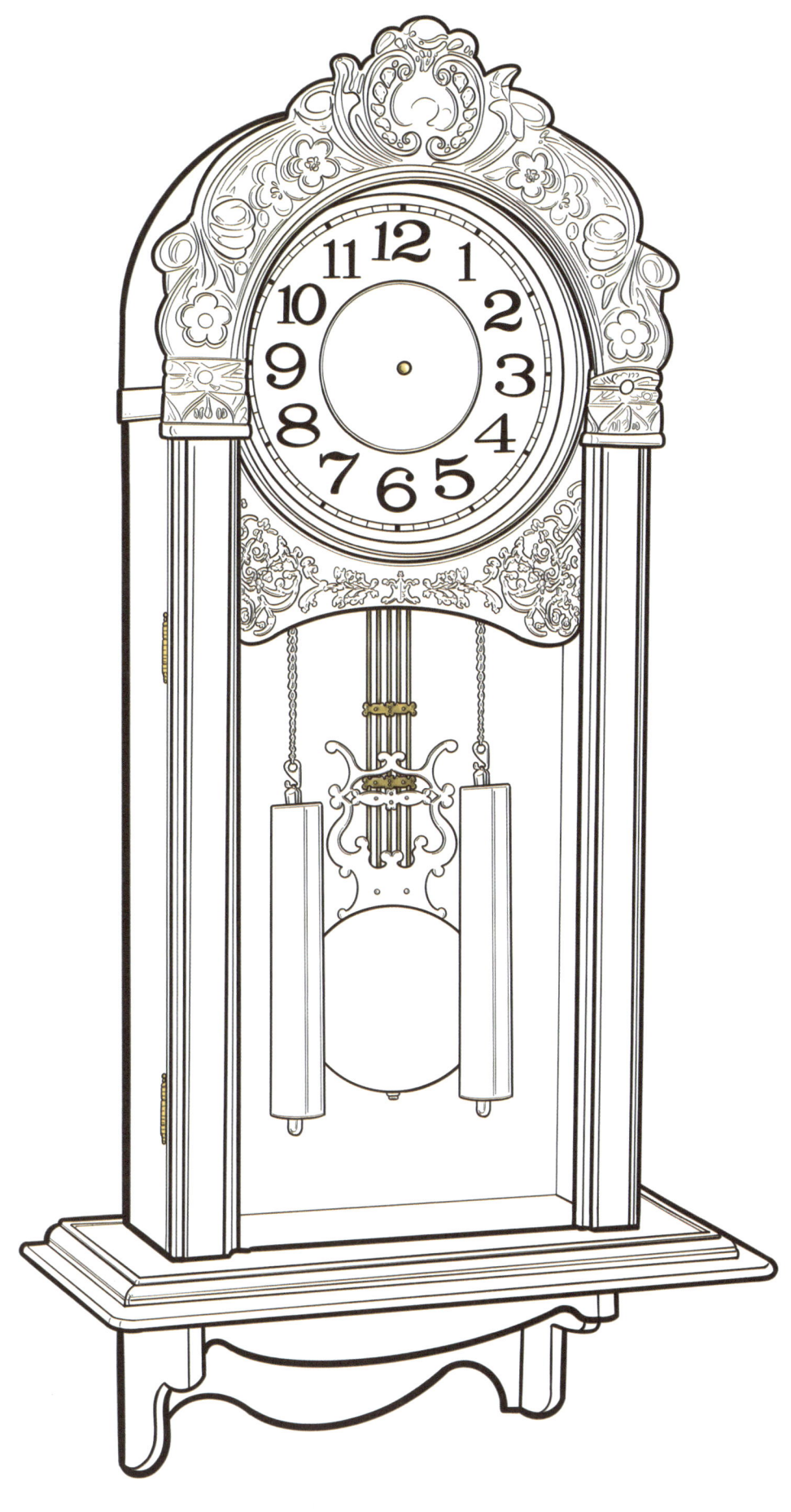

아이스케키와 얼음과자   년   월   일

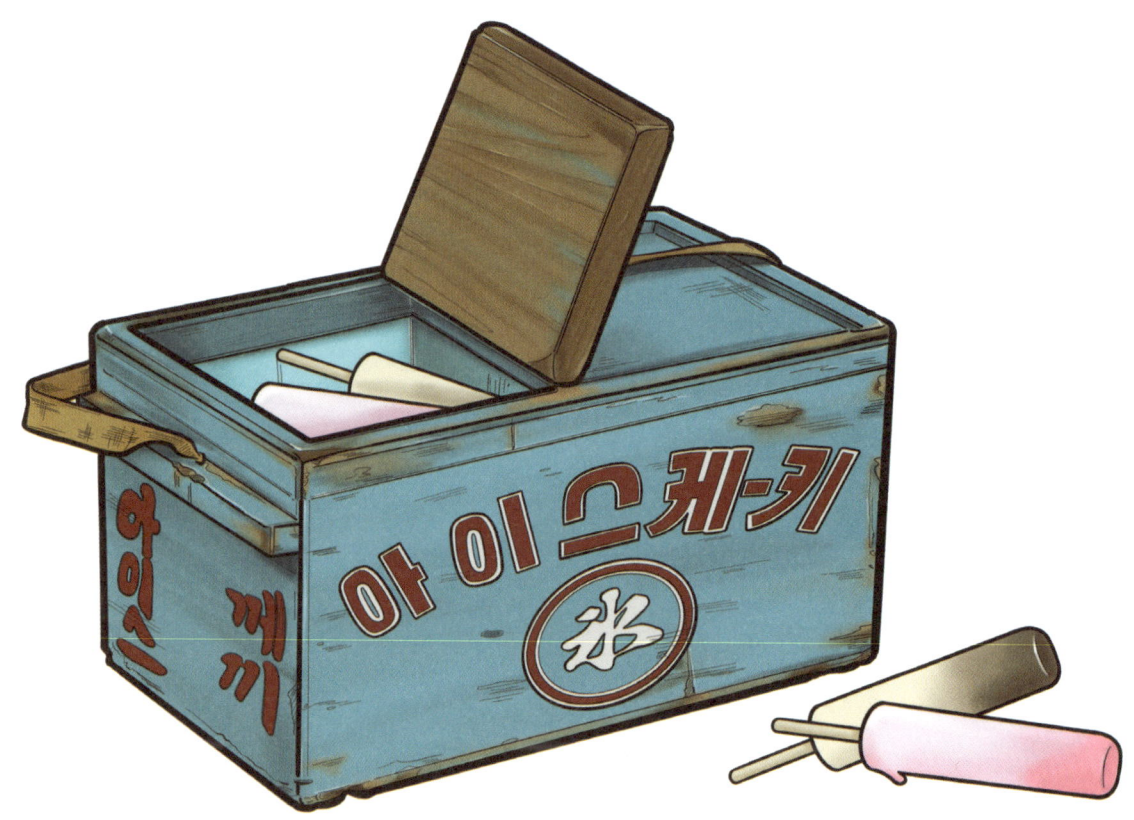

이야기 나누기

진행자   어떤 아이스크림을 좋아하세요? 예전에 아이스케키를 사 드신 기억이 있으신가요?

어르신1   난 팥이 들어간 아이스크림이 그렇게 맛있더라구요.

어르신2   예전에 빈 병, 양은냄비를 주고 아이스케키로 바꿔 먹은 기억이 있지요.
         어머니와 동생들과 함께 참 맛있게 먹었었지요.

계산력 인지활동

Q. 아이스크림을 사려고 합니다. 얼마를 내면 되는지 계산해 보세요.

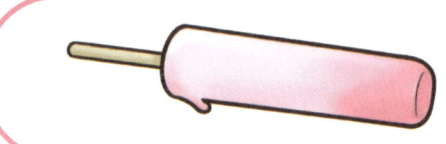 1개 500원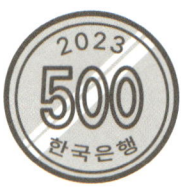

1. 우리 가족은 6명입니다. 6개를 사려면 얼마를 내야 하나요?   _____ 원

2. 아이스크림 10개를 사고 5,000원을 냈습니다.
   500원 동전으로는 몇 개 내야 하나요?   _____ 개

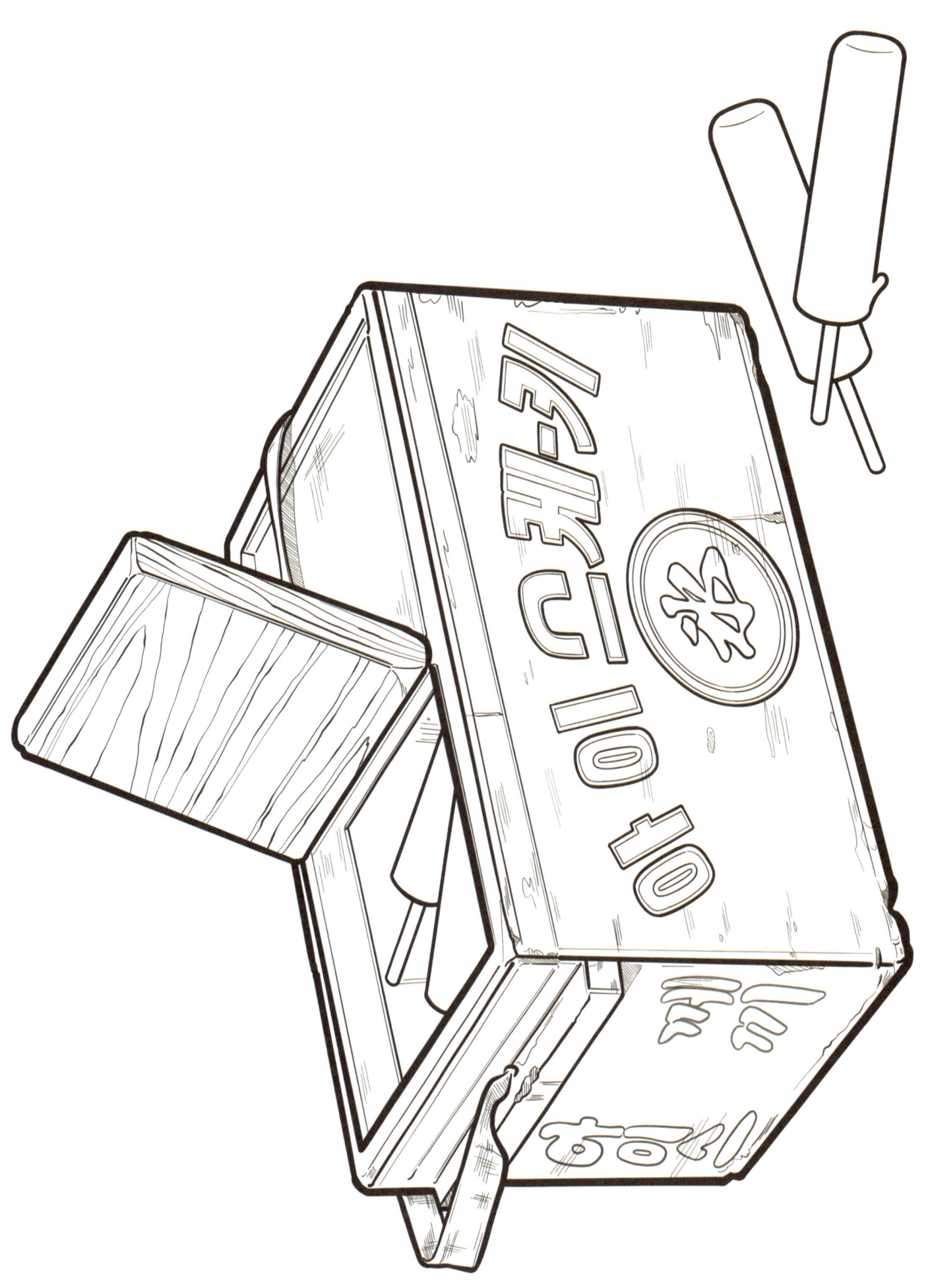

아버지와 짐자전거

년   월   일

이야기 나누기

진행자   오늘의 주제는 <아버지와 짐자전거> 입니다. 짐 자전거와 쌀가마니를 보시고 떠오르는 추억이 있으신가요?

어르신1   짐 자전거를 타고 장에 많이 갔지요.

어르신2   남편이 논에 다녀올 때 짐자전거를 타고 다녔지요.

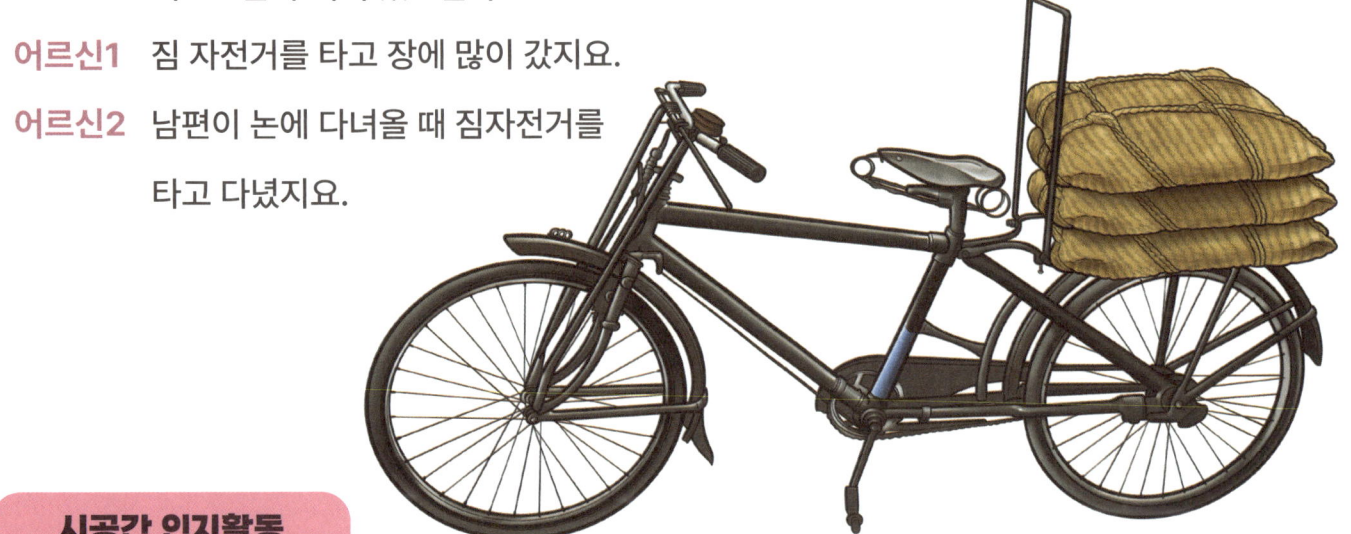

시공간 인지활동

Q. <길 찾기> 쌀가마니를 가지러 출발해 볼까요?

☞ 2단계 난이도는 부록(p.75)에 있습니다.

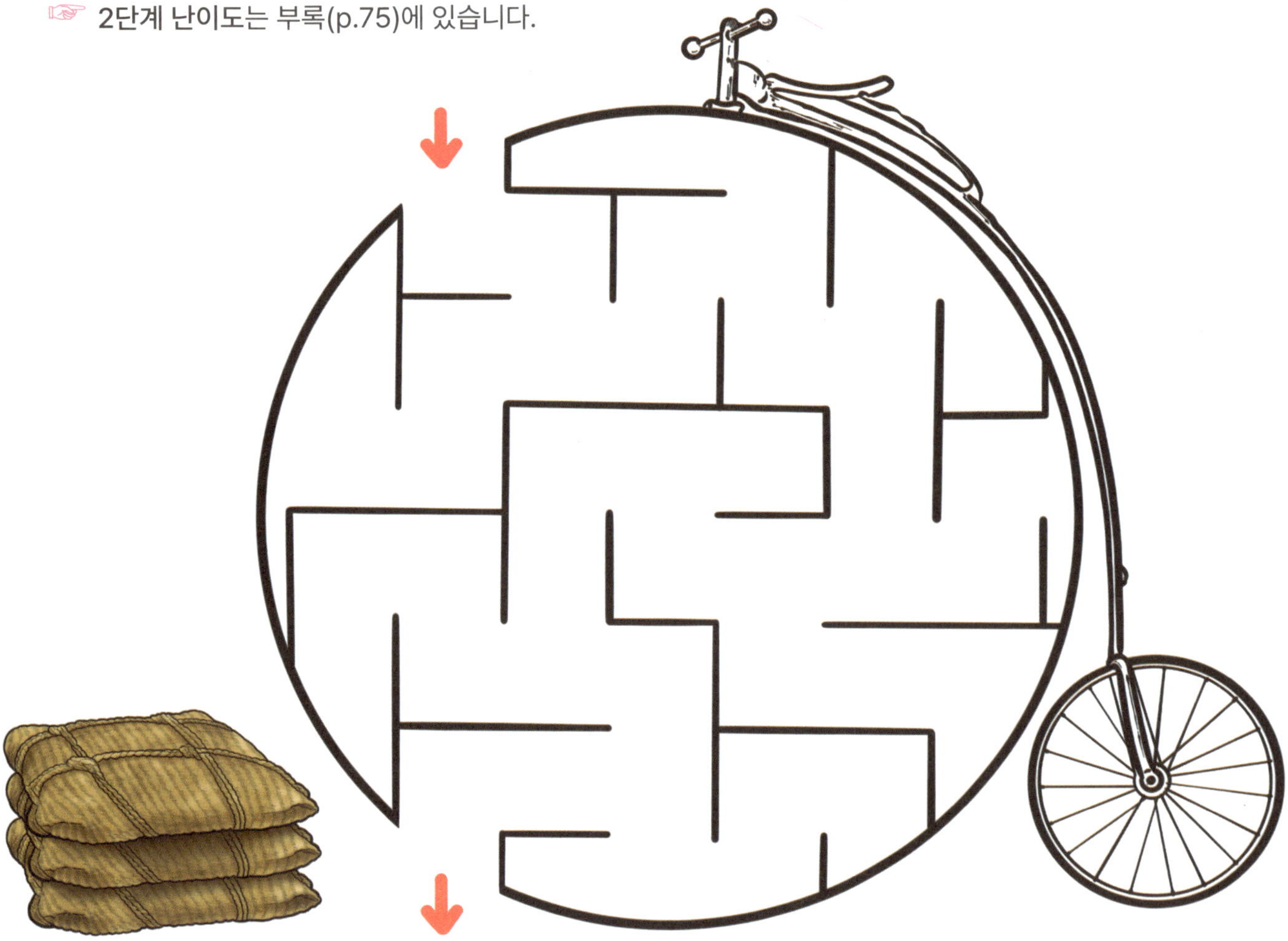

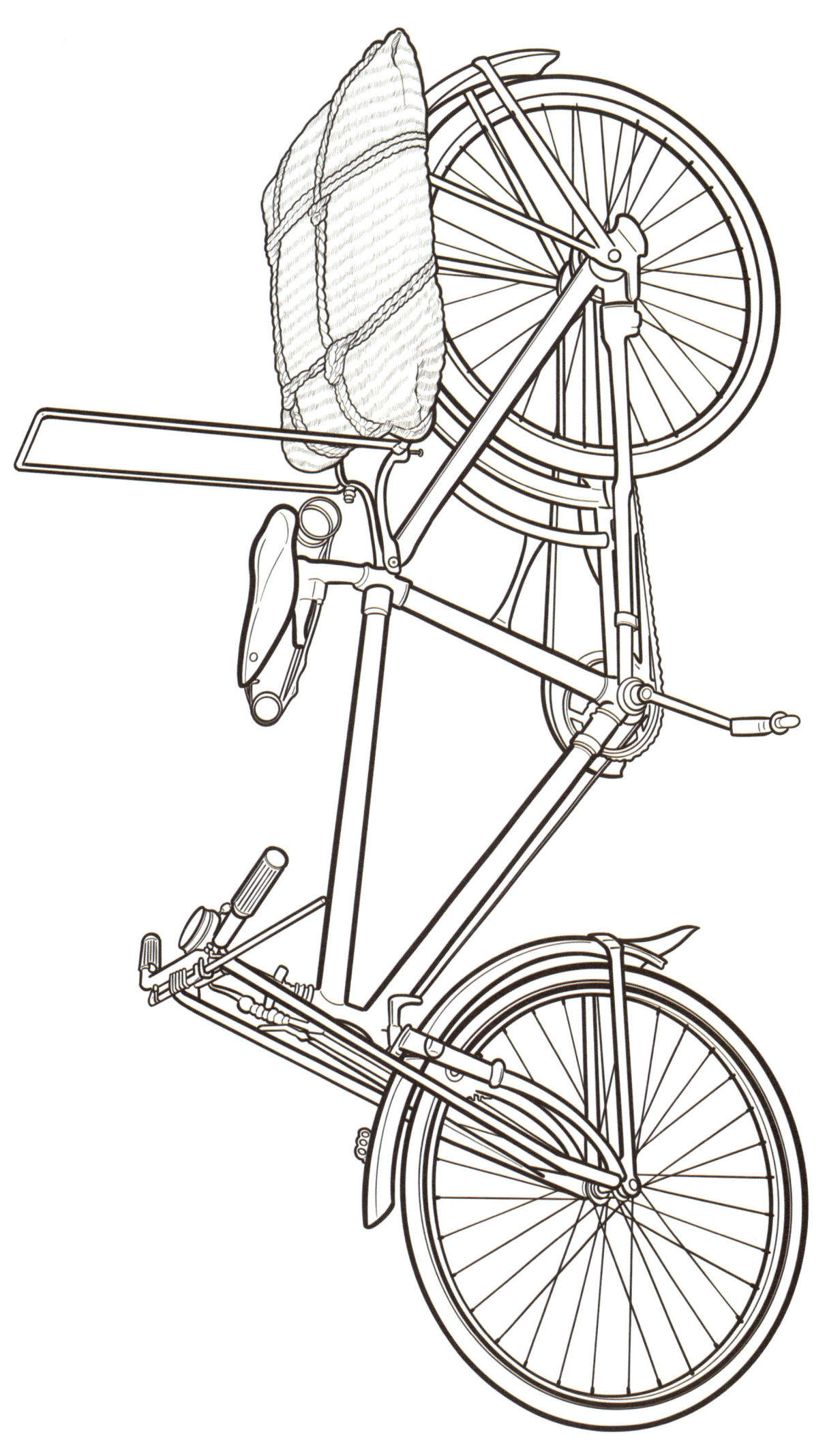

옛날 선풍기

년   월   일

이야기 나누기

진행자 옛날 선풍기를 사용하신 추억이 있으신가요?

어르신1 둘째 아이를 낳았을 때 선풍기를 하나 장만 했었는데, 선풍기 바람이 세고, 고장이 나지 않아 오래도록 사용했던 기억이 나요.

어르신2 돌돌돌 소리를 내며 돌아가는 선풍기 앞에서 시원하게 여름을 났던 것이 생각이 나요.

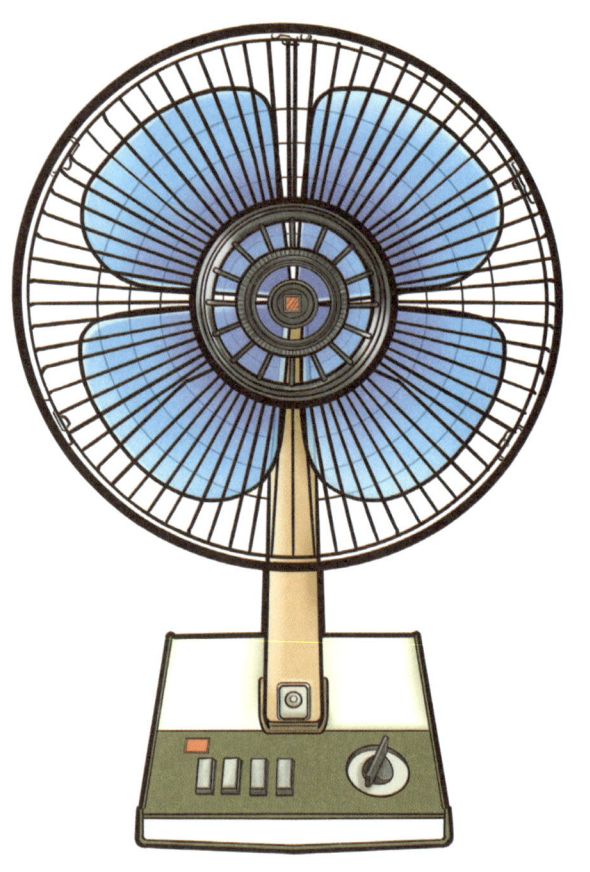

집중력 인지활동

Q. <선 따라 긋기> 색칠은 하지 않고 볼펜으로 선풍기의 살을 따라 그려주세요.

☞ 2단계 도안은 부록(p.76)에 있습니다.

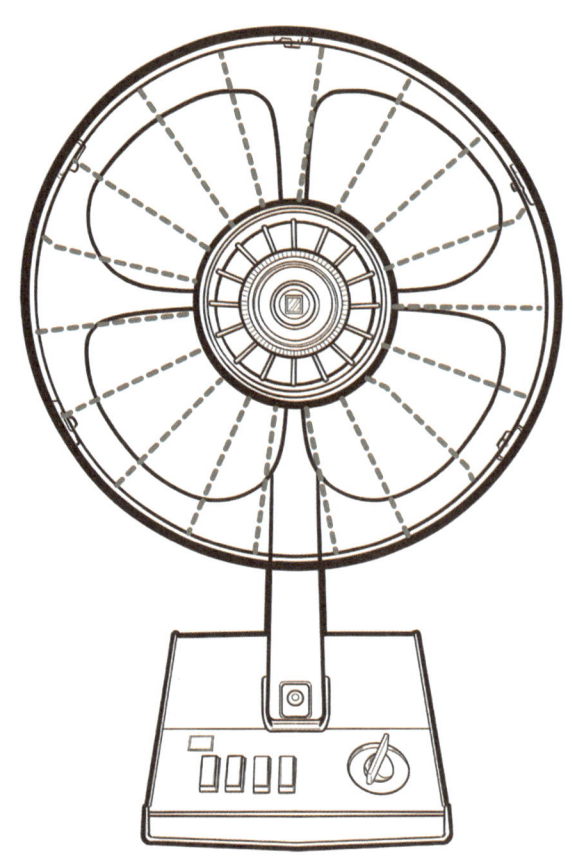

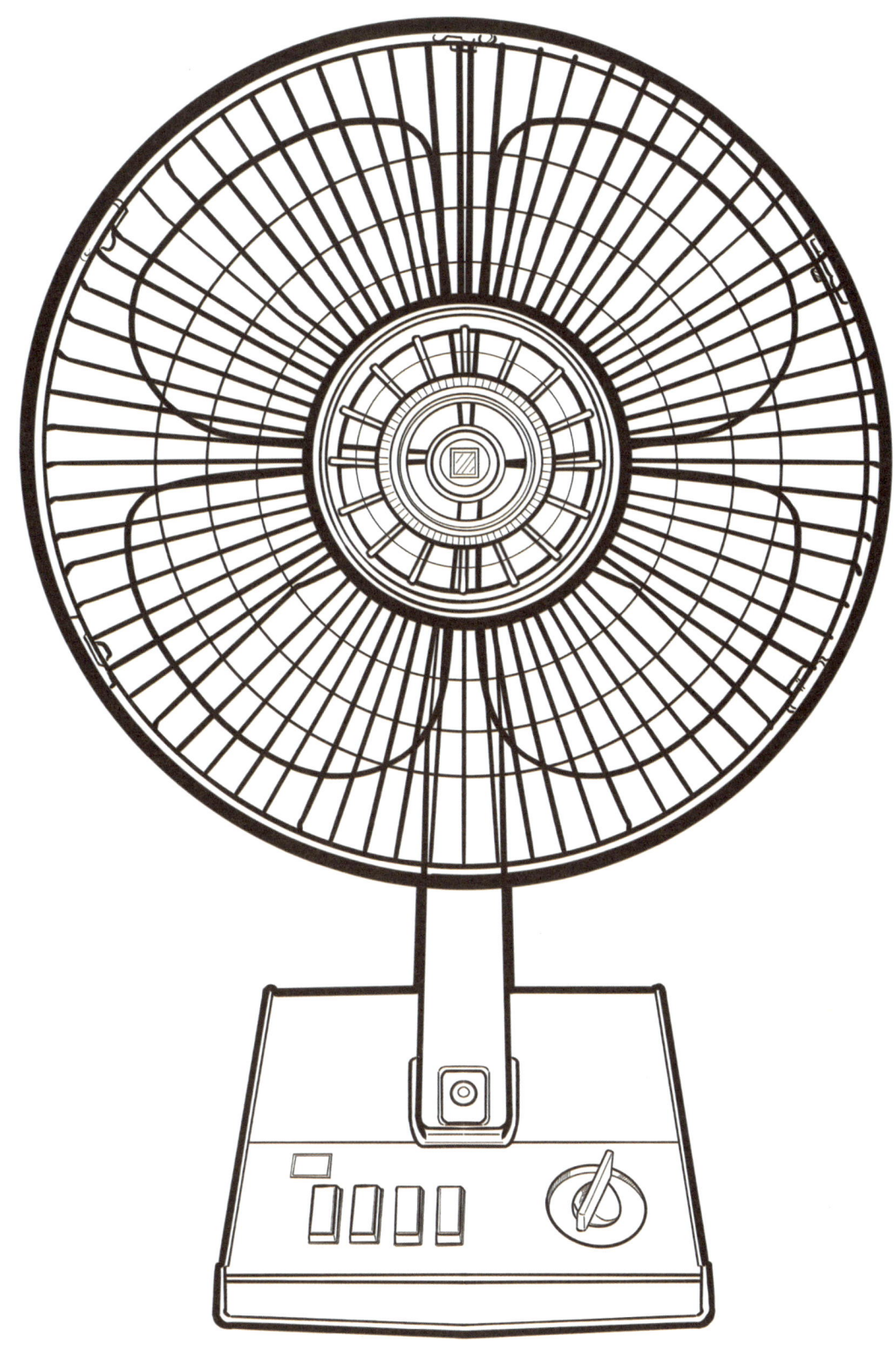

이야기 나누기 & 기억력 인지활동

Q. 옛날 선풍기에 대한 추억이 있으신가요?
_____
_____
_____

지필활동에 어려움이 있으신 분은 가족이나 진행자의 도움이 필요합니다. (대필이나 자필)

옥수수 하모니카

년   월   일

이야기 나누기

진행자   옥수수에 대한 추억이 있으신가요?

어르신1   여름에 선풍기를 틀어놓고 금방 찐 고솔고솔한 찰옥수수를 자녀들과 함께 먹었던 행복한 추억이 있지요.

어르신2   뉴슈가와 소금을 약간 넣고 찌면 옥수수가 달달하니 더 맛있었지요.

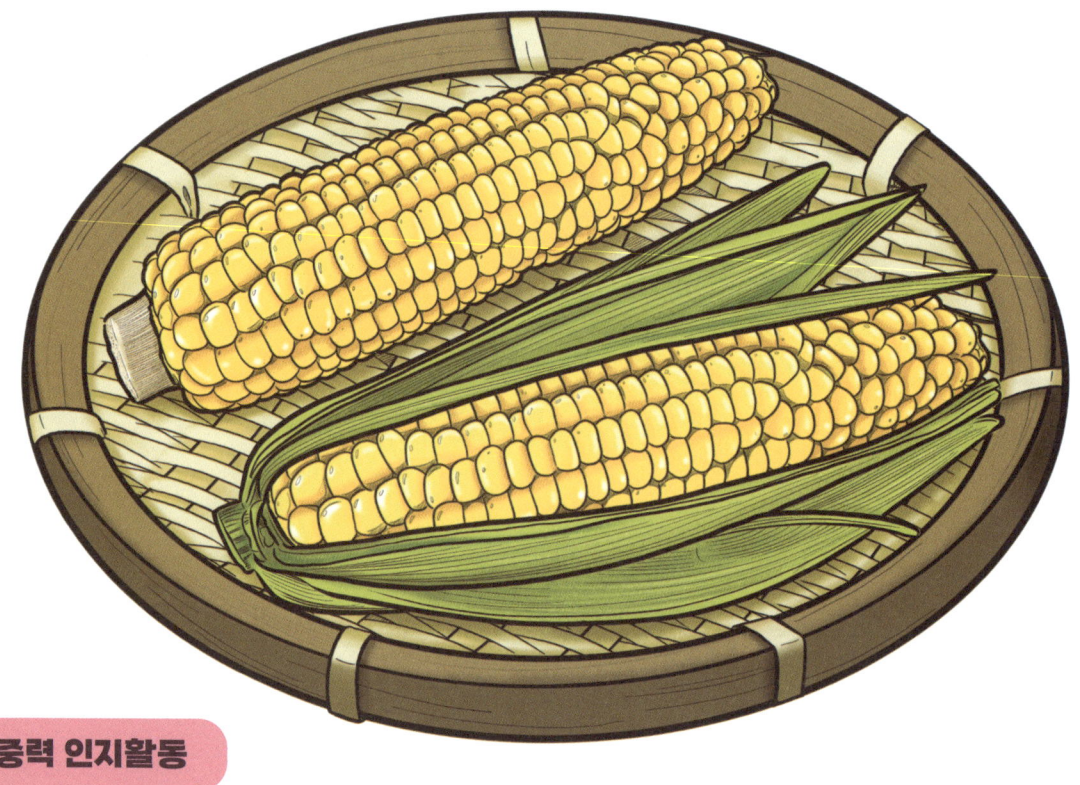

주의집중력 인지활동

1. 색연필로 <보기>와 같은 계이름에 같은 색을 칠해주세요.

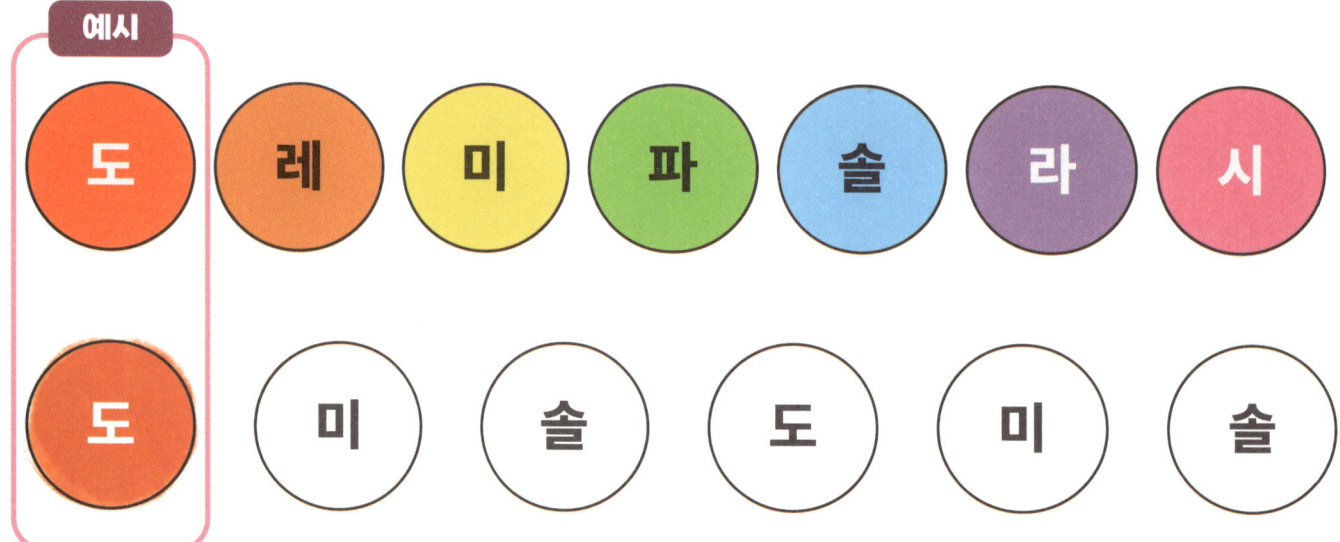

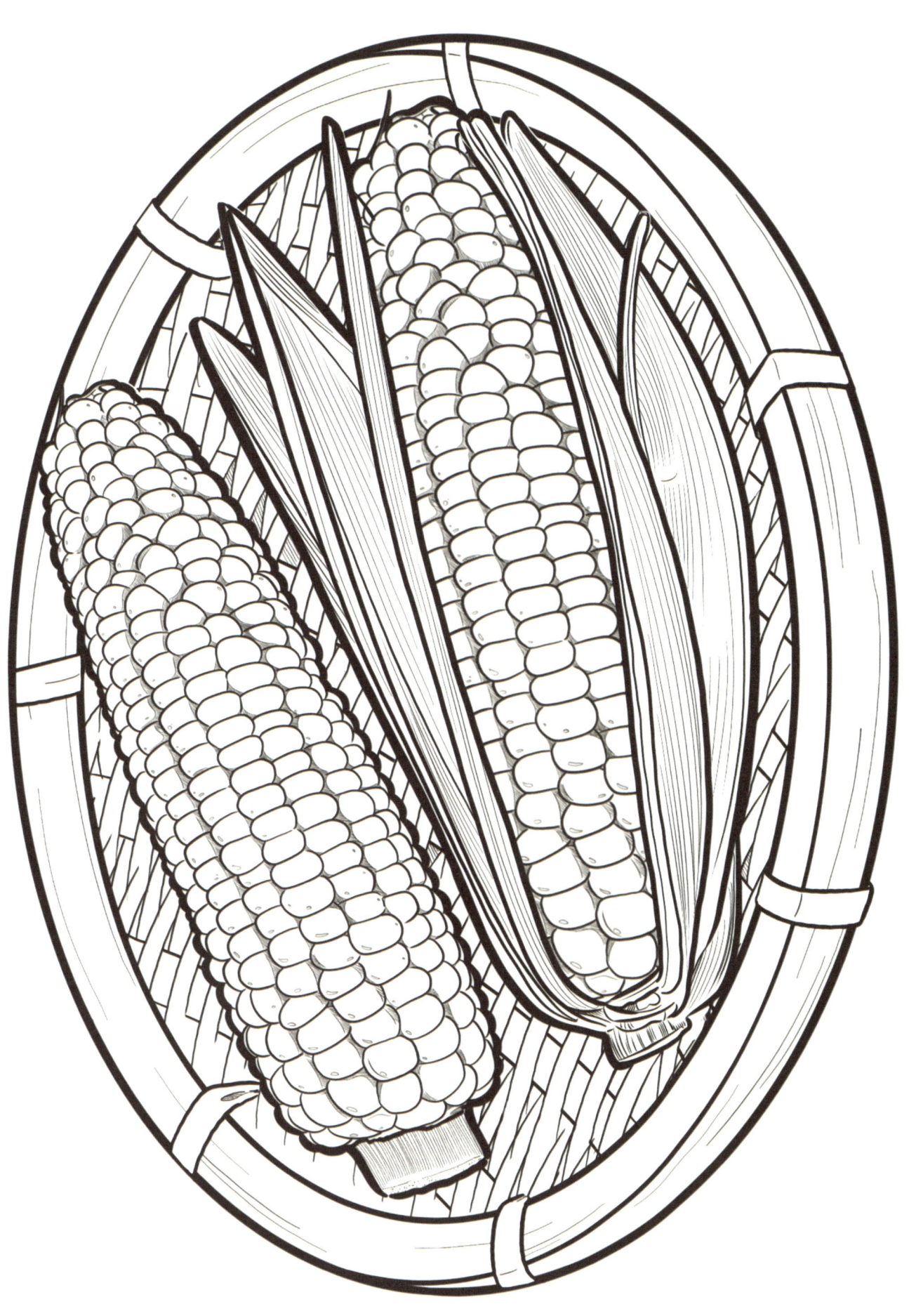

또닥또닥 다듬이질

년   월   일

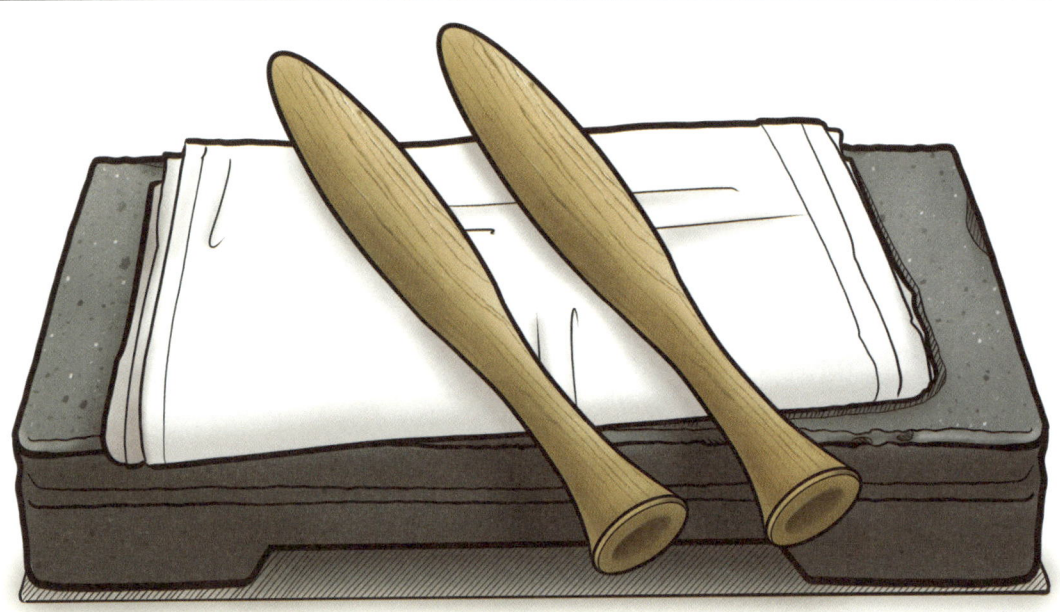

이야기 나누기

진행자   다듬이질을 해보신 적이 있으신가요?

어르신1 이불 호청을 빨고나면 풀기가 마르기 전에 발로 밟았지요. 그리고 나서 다듬이질을 꼭 했지요. 중간 중간 두 사람이 이불 호청을 당기면서 입으로 물을 뿜어가며 주름을 폈어요.

어르신2 무명옷은 다듬이질을 했는데, 다듬이질이 끝나면 숯다리미로 다렸지요. 모서리에는 인두를 사용했어요.

언어력 인지활동

Q. 초성퀴즈입니다. 설명을 보시고 <보기>에서 찾아 단어를 써주세요.

<보기> 안대, 인두, 아대, 악동, 숯다리미, 새도랑물

1. 옷의 주름을 펼 때 사용하는 도구로 끝이 뾰족합니다. 화롯불에 묻어 달구어가며 옷의 솔기나 모서리 등의 주름을 펴는데 사용합니다.

   ㅇ ㄷ   (   )

2. 다리미 안에 숯불을 담아서 옷이나 이불 호청의 구김을 펴는데 사용하는 도구입니다.

   ㅅ ㄷ ㄹ ㅁ
   (   )

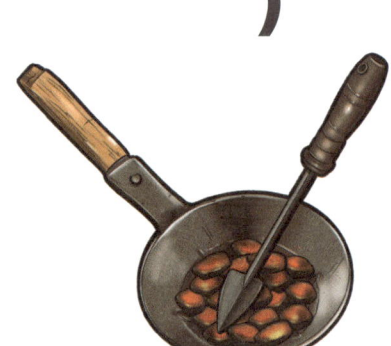

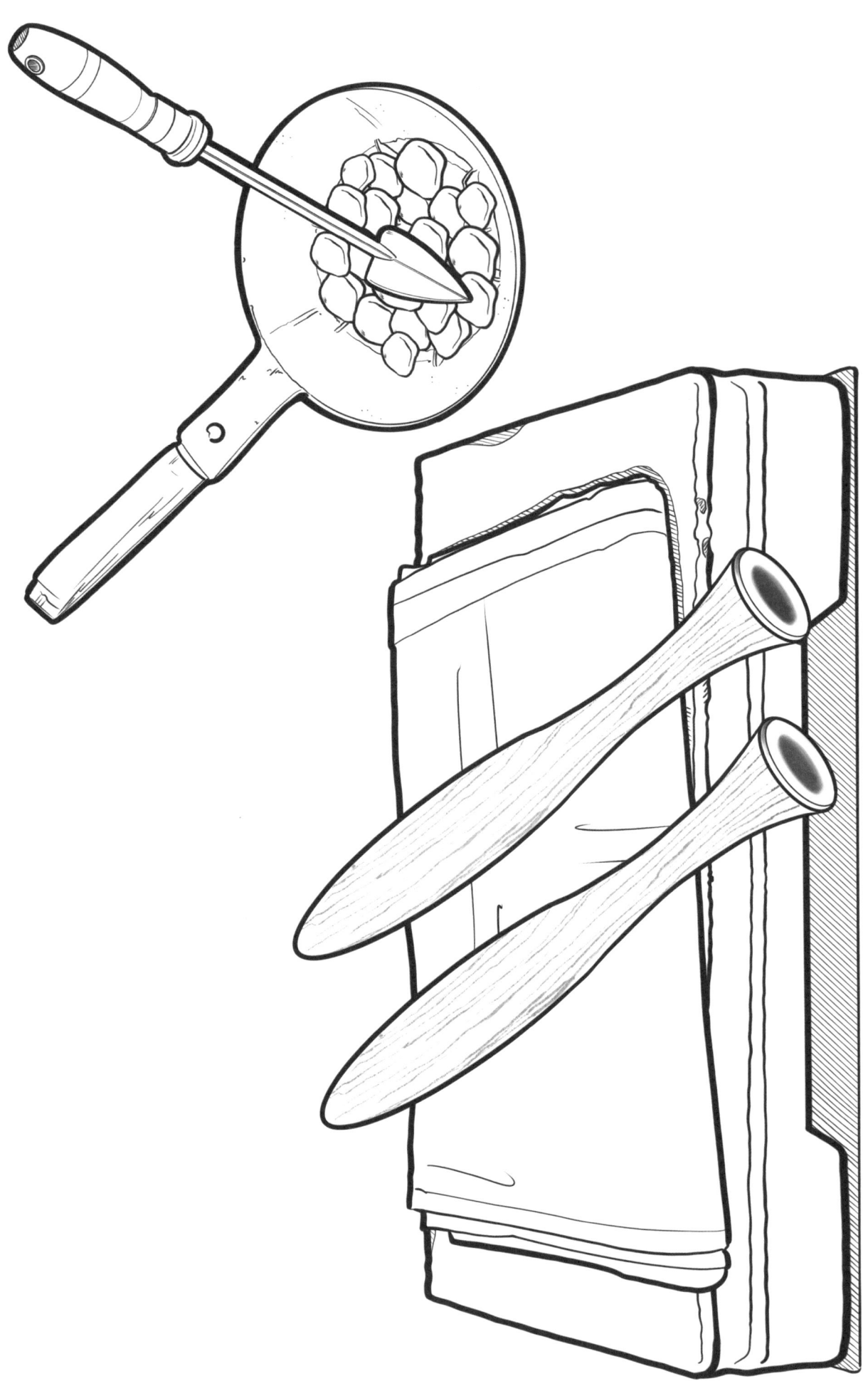

반닫이장과 색동이불

년   월   일

이야기 나누기

진행자 반닫이장에 대한 추억이 있으신가요?
이불과 베개에 대한 추억이 있으신가요?

어르신1 시집갈 때 어머니가 혼수로 고운 색동이불을 해주셨었지요.

어르신2 집에 반닫이장이 있었는데, 한복도 넣고, 옷도 넣고 했었지요. 이제는 손자, 손녀들이 오면 용돈을 넣어놨다가 꺼내어 주기도 한답니다.

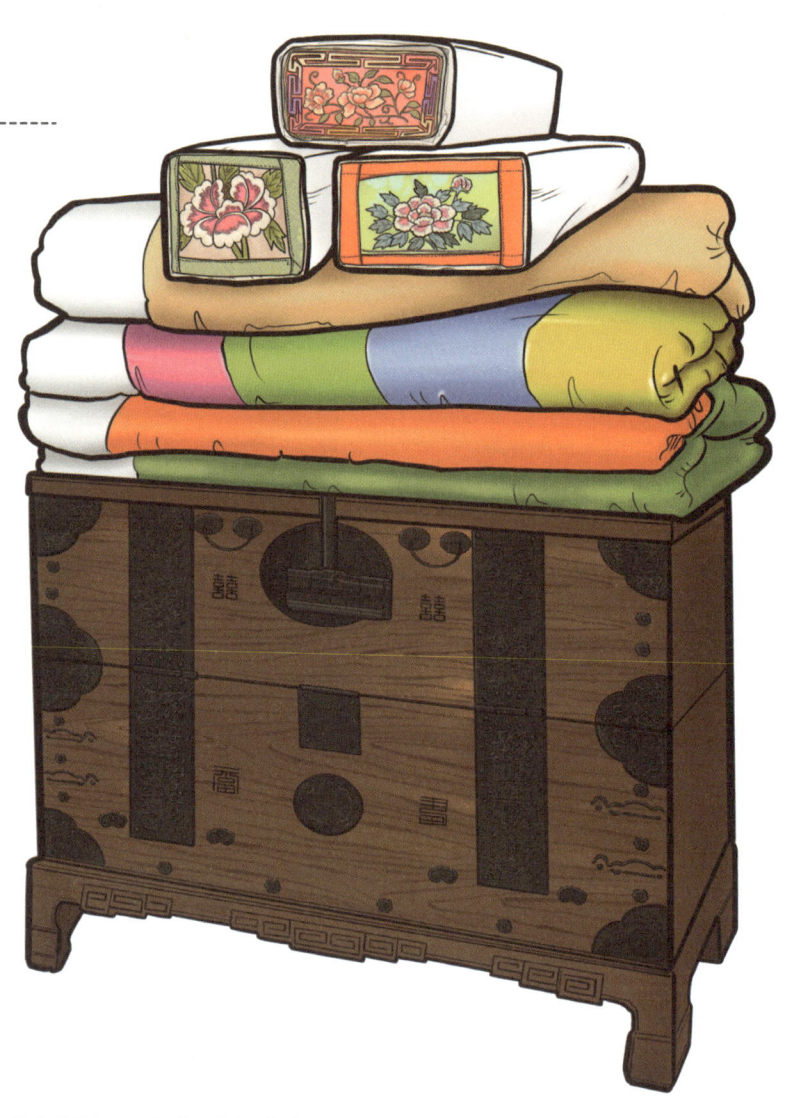

주의집중력 인지활동   ☞ 2단계 도안은 부록(p.77)에 있습니다.

Q. 위와 같은 색상의 베개의 순서를 찾아주세요.

①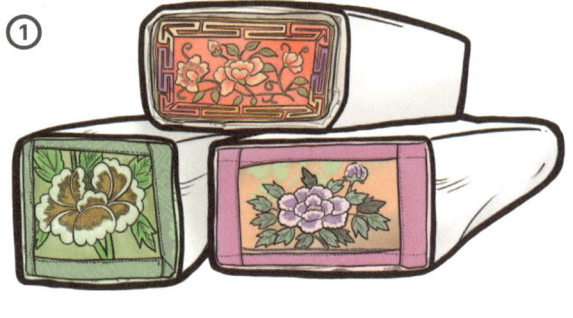

②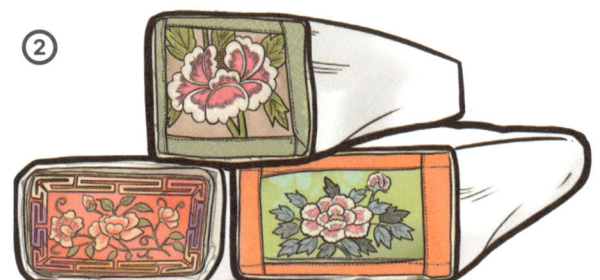

③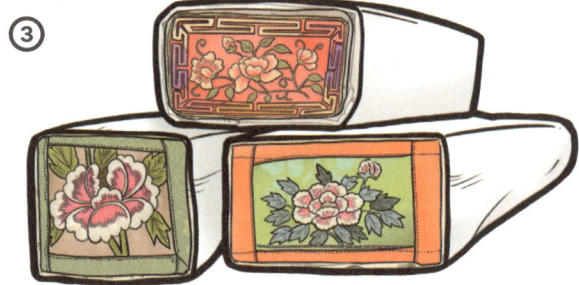

④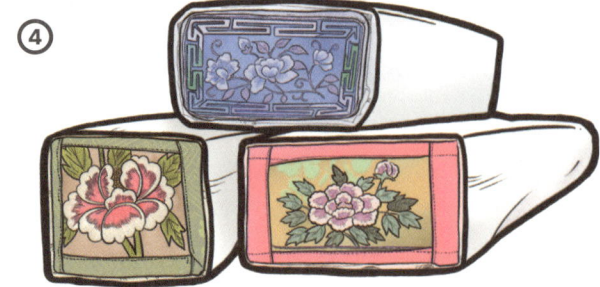

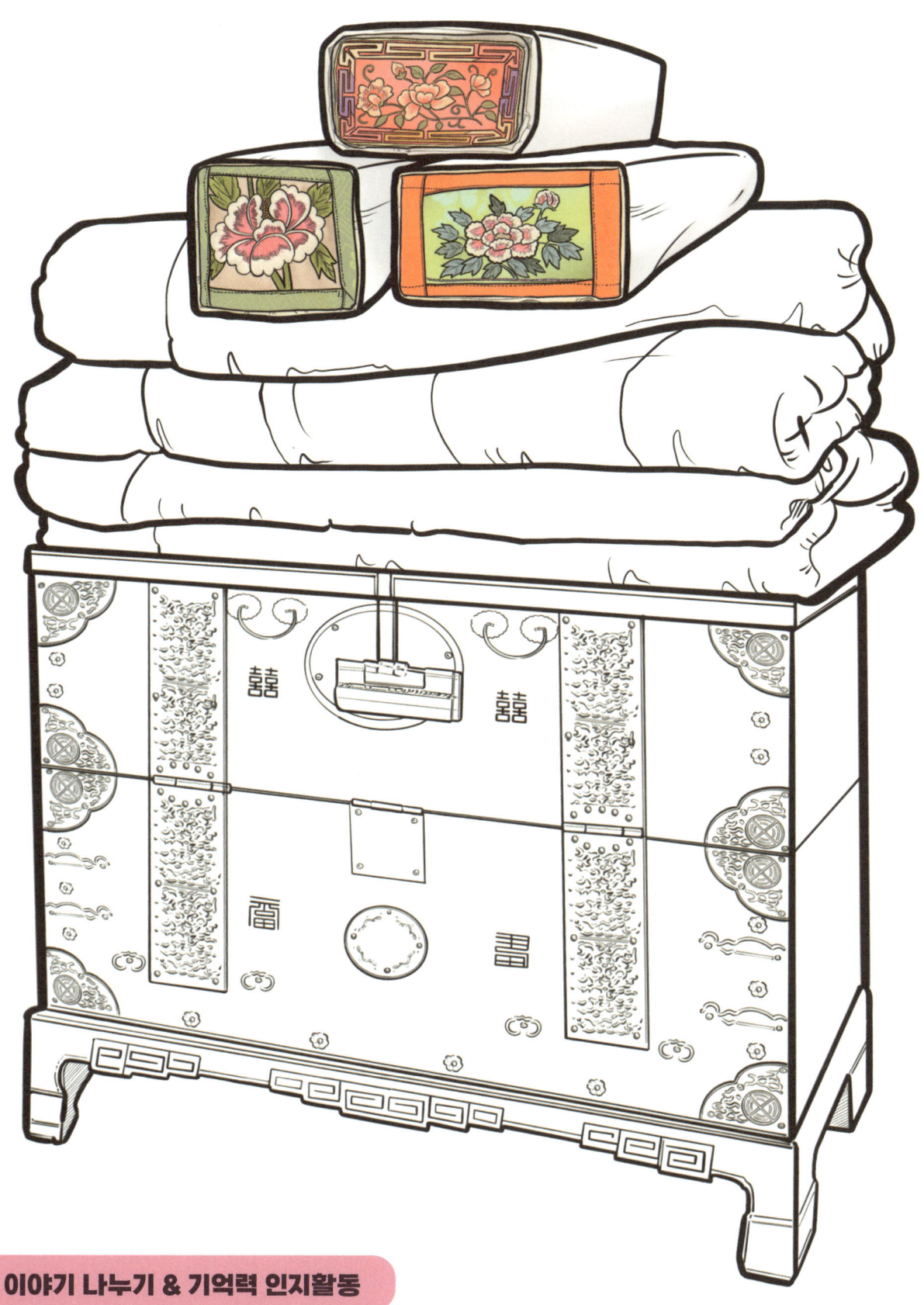

이야기 나누기 & 기억력 인지활동

Q. 이불과 반닫이장에 대한 추억이 있나요?

지필활동에 어려움이 있으신 분은 가족이나 진행자의 도움이 필요합니다. (대필이나 자필)

커피 한 잔을 시켜놓고..

년   월   일

이야기 나누기

진행자   커피하면 떠오르는 추억이 있으신가요? 누구와 커피 한 잔 마시고 싶으신가요?

어르신1   우리 딸하고 앉아서 이야기를 나누며 커피 한 잔 마시고 싶네요.

어르신2   옛날에 20대 때 다방에서 처음으로 커피를 마셨던 기억이 나네요.
          그때 만난 사람과 결혼해서 50년을 함께 살았지요.

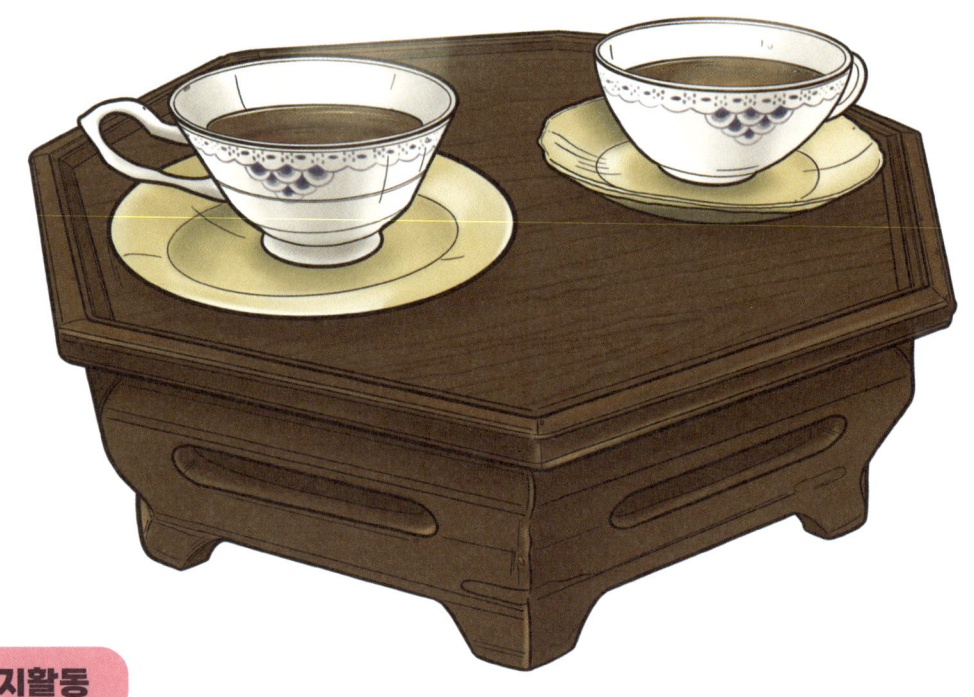

계산력 인지활동

Q. 커피 한 잔과 대추차 두 잔을 주문했습니다. 총 얼마를 내야 하나요?

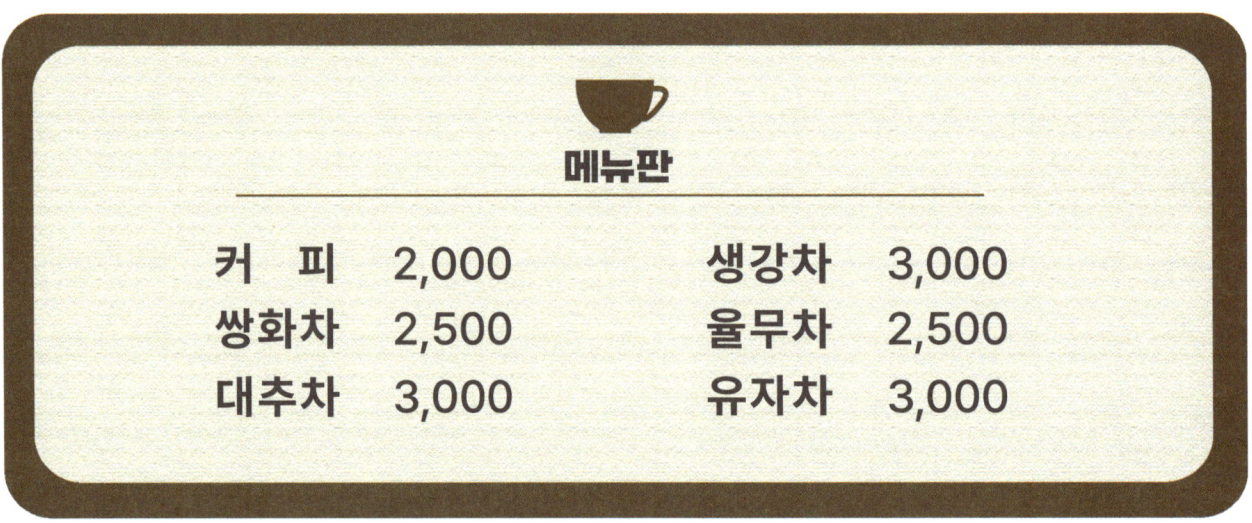

메뉴판

커 피	2,000	생강차	3,000
쌍화차	2,500	율무차	2,500
대추차	3,000	유자차	3,000

① 4,500원   ② 5,000원   ③ 8,000원   ④ 7,500원

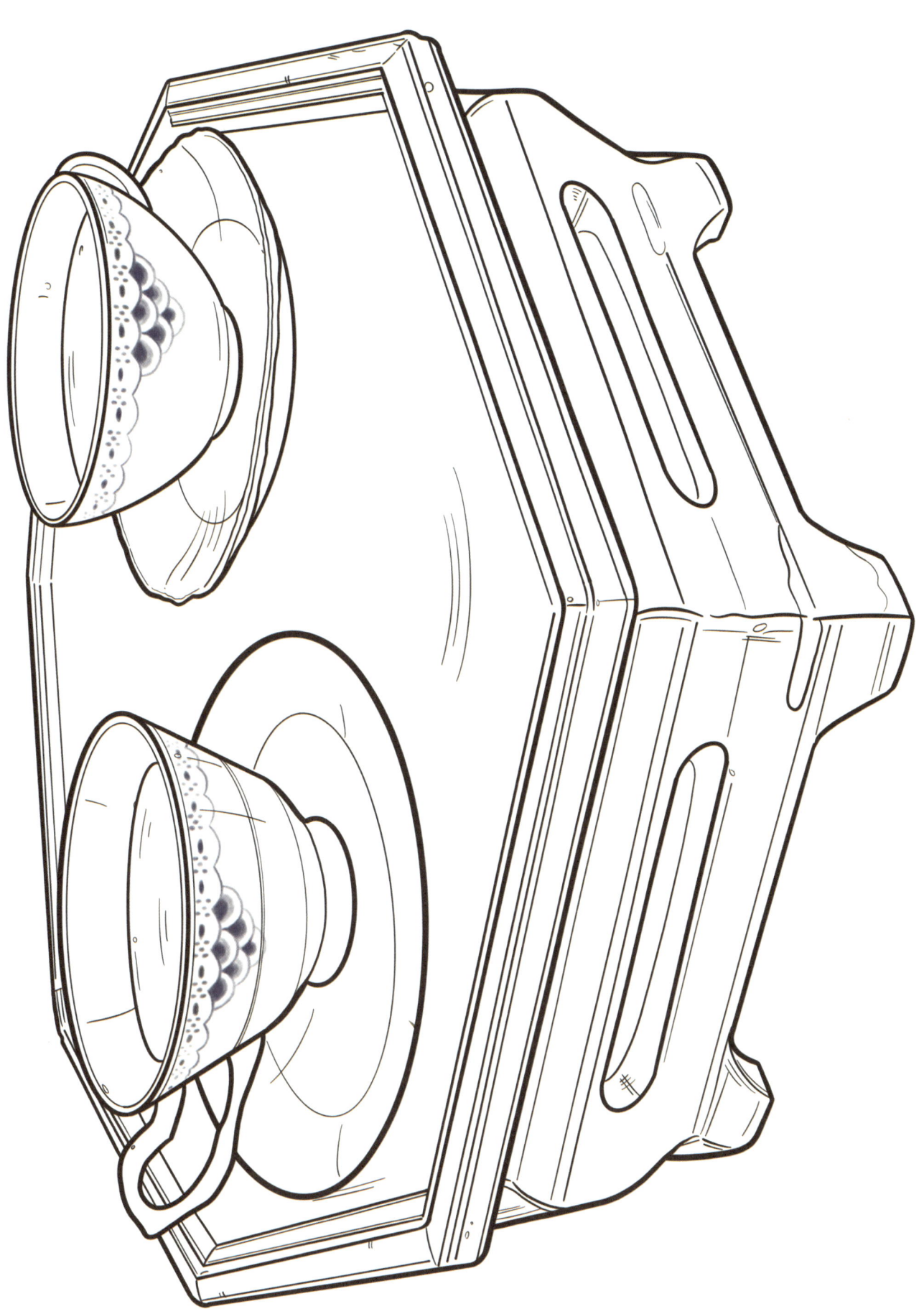

호박이 넝쿨째

년   월   일

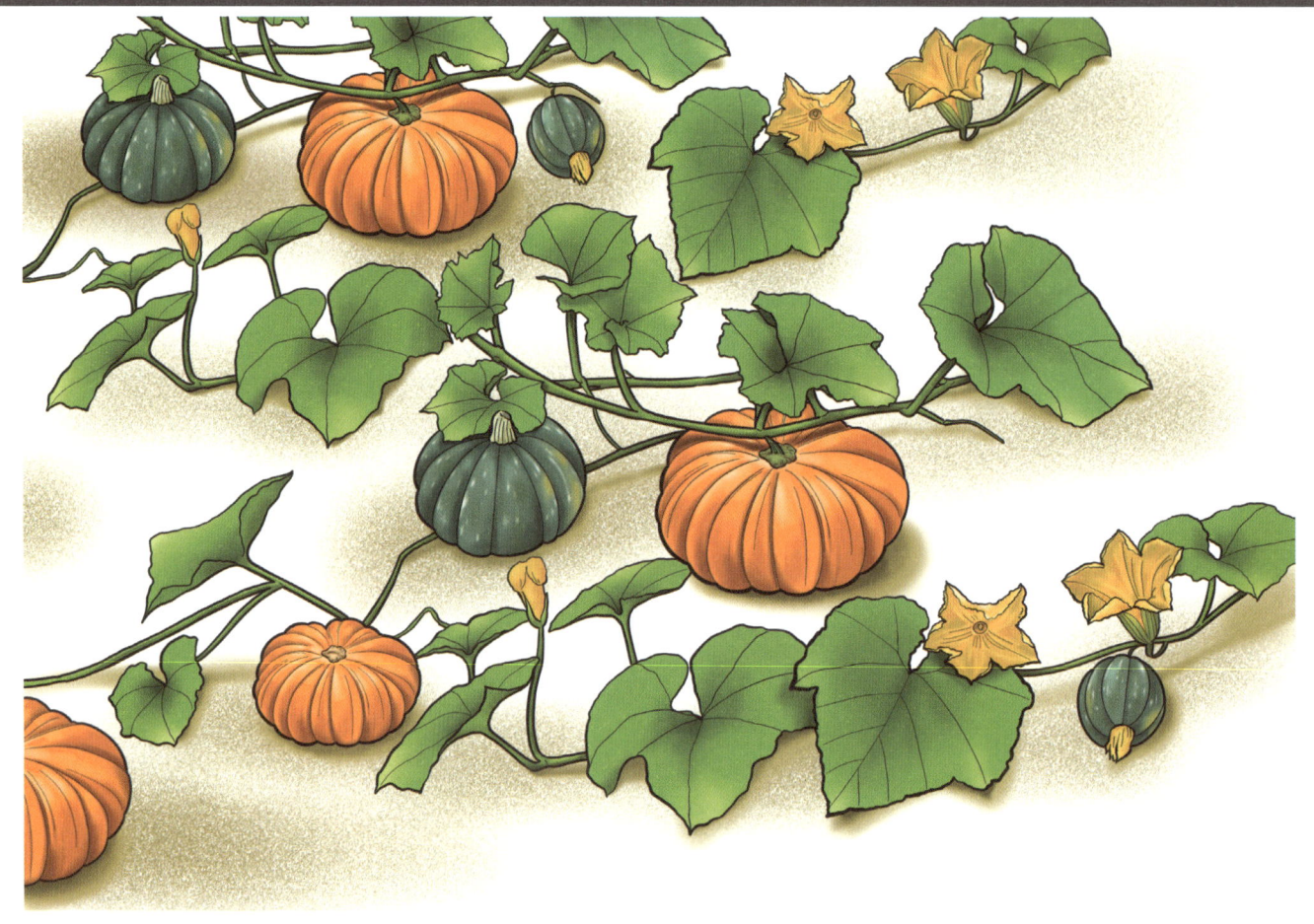

이야기 나누기

진행자   호박으로 해 드셨던 음식을 이야기 해주세요.

어르신1   호박범벅이라고 아나 몰라, 호박에 팥도 넣고 고구마도 넣어서 죽을 쑤면 참 맛있지요.

어르신2   호박 잎을 밥 위에 쪄서 쌈을 싸 먹으면 입맛이 나지요.

언어력 인지활동

1. (   )은 씨부터 잎까지 모두 버릴 것이 없는 귀한 음식으로, 뜻밖에 좋은 일이 생기면, 우리 옛말에 (   )이 넝쿨째 굴러 들어왔다고 표현했습니다.
   (   )에 들어갈 단어는 무엇인가요?

   ① 대추   ② 호박   ③ 감자   ④ 고구마   ⑤ 밤

2. 내 인생에 호박이 넝쿨째 굴러 들어온 소중한 사람은 누구인지 적어주세요.

글을 잊으신 분은 구두로 이끌어주시고, 대필을 해주시는 등 상황에 맞게 인지활동을 진행하시면 됩니다.

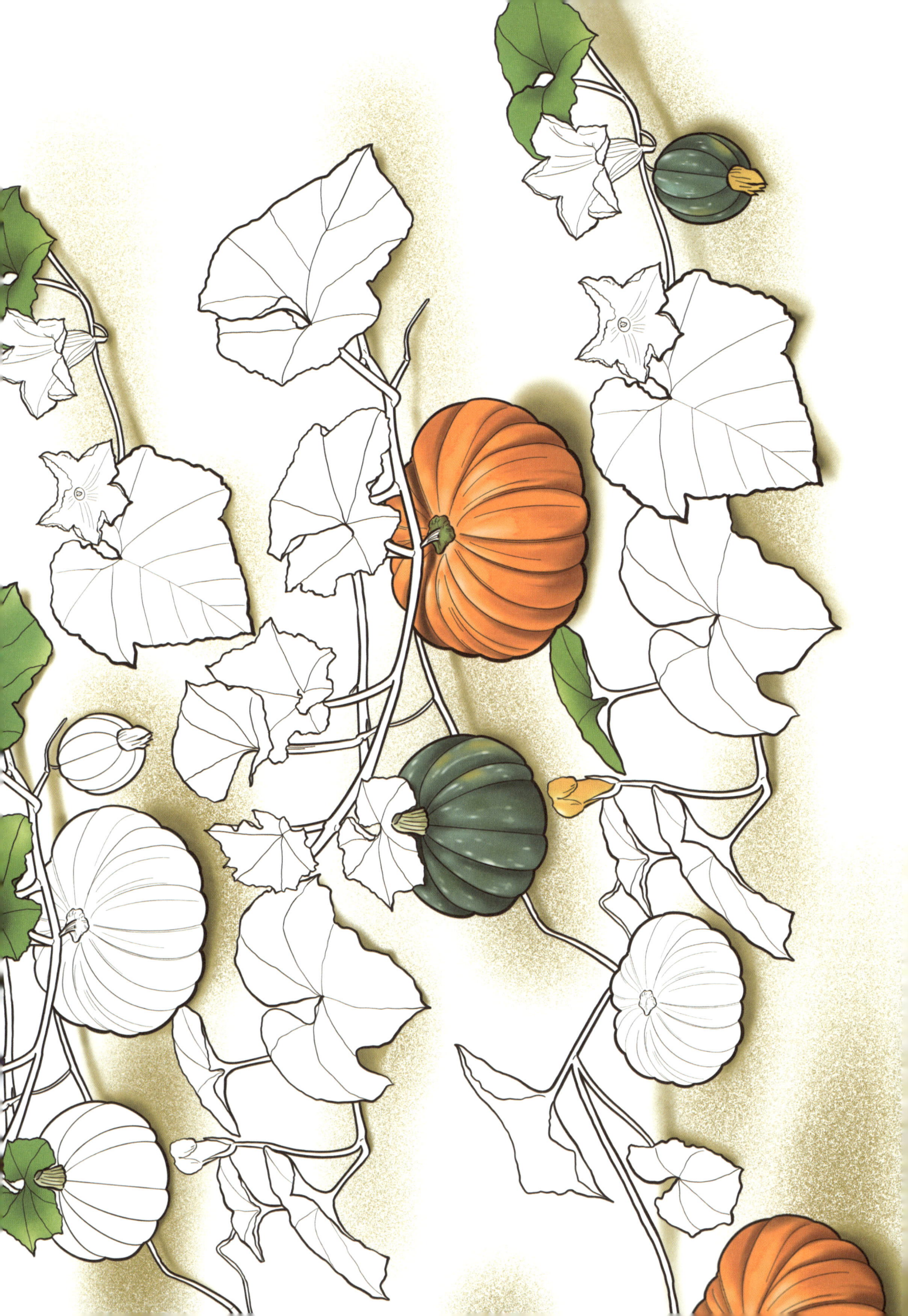

연탄 고등어 구이

년   월   일

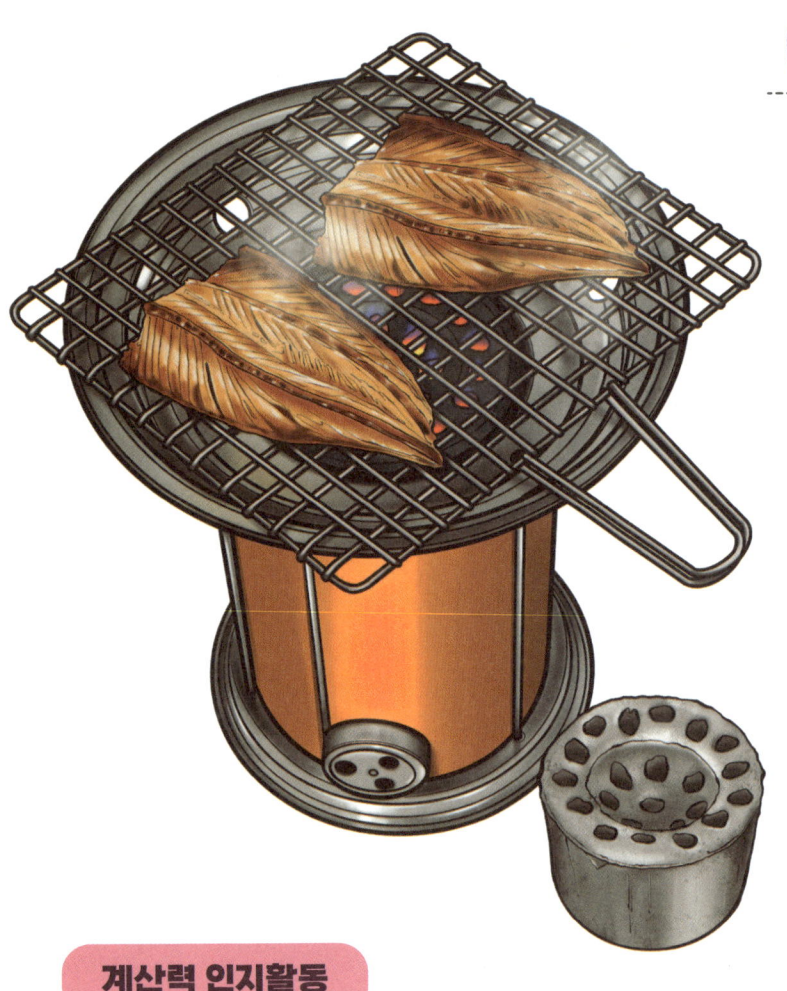

이야기 나누기

진행자 좋아하시는 생선이 있으시면 말씀해 주세요.

어르신1 난 생선은 비려서 싫은데, 큰 아들이 짭짤해서 밥에 얹어 먹으면 맛있는 자반구이를 좋아해요. 자주는 못해줘도 장날이면 꼭 사왔어요.

어르신2 고등어는 연탄불에 구워야 제맛이 나요. 밥에 물을 말아서 고등어 올려 먹으면 참 맛있어요.

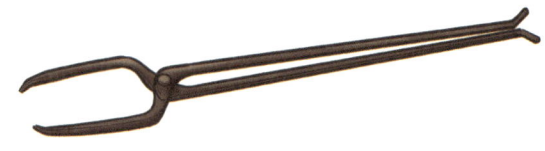

계산력 인지활동

Q. 생선을 사려고 시장에 왔습니다. 조기 2마리, 고등어 2마리를 사면 총 얼마인가요?

가격표

고등어 1마리	2,500
조기 1마리	3,000
갈치 1마리	5,000

① 9,000원   ② 11,000원   ③ 12,000원   ④ 12,500원

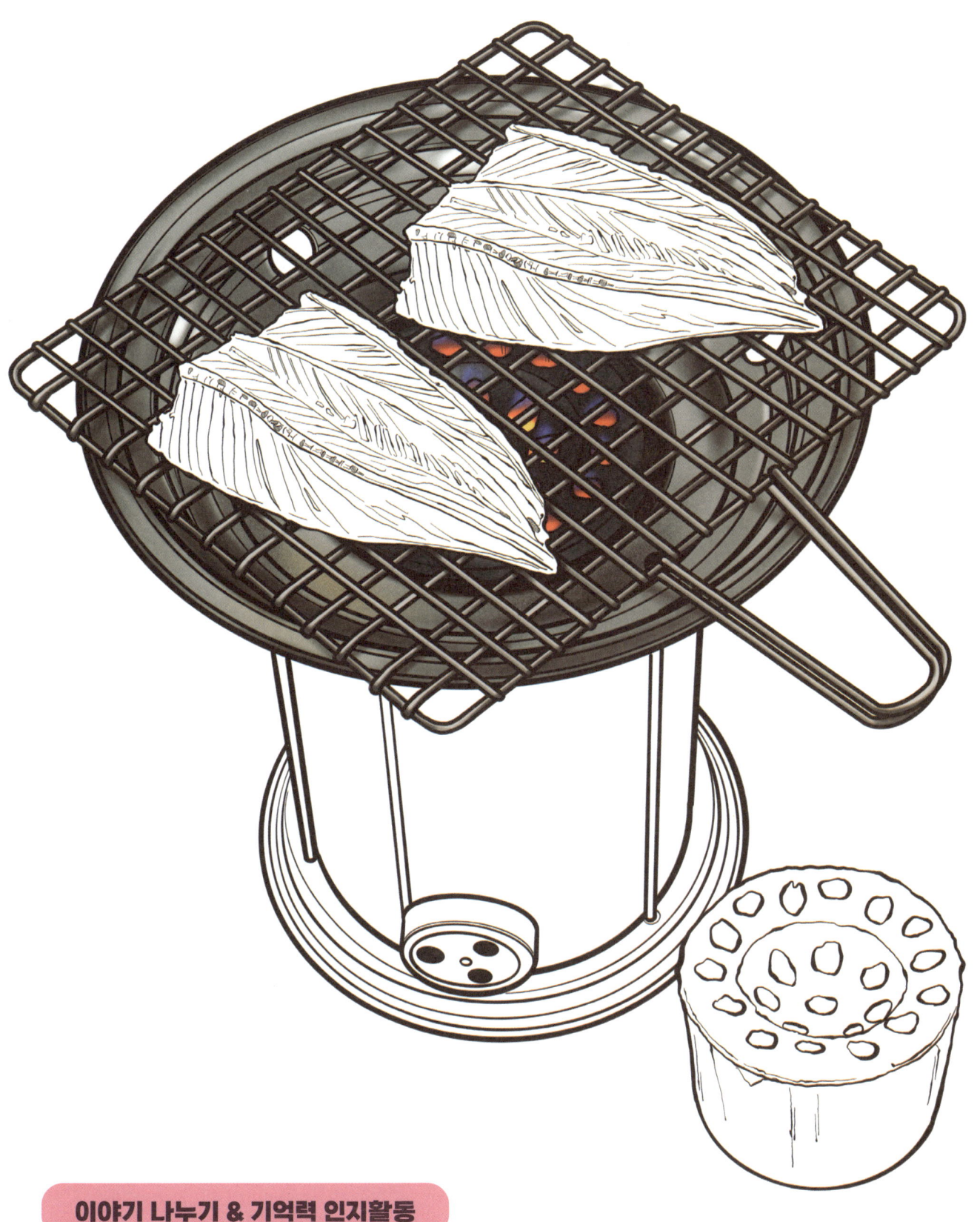

이야기 나누기 & 기억력 인지활동

Q. 어르신과 가족분들이 좋아하시는 생선은 무엇인가요?
_____
_____
_____

지필활동에 어려움이 있으신 분은 가족이나 진행자의 도움이 필요합니다. (대필이나 자필)

감이 익어가는 계절

년   월   일

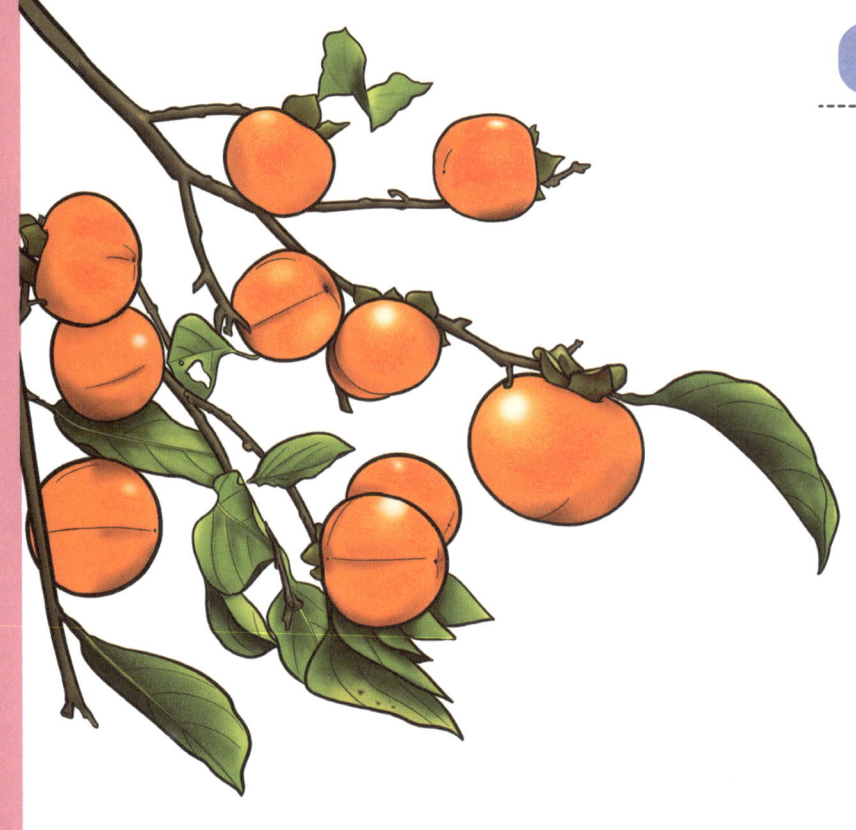

이야기 나누기

진행자   감에 대한 추억이 있으시면 이야기 해주세요.

어르신1 감나무는 가지가 약해서 잘 부러지는데 어렸을 때 감나무에 올라갔다가 아버지에게 혼난 적이 있지. 위험하다구요.

어르신2 늦가을 감을 따서 항아리에 넣어 놓았다가 눈이 오는 밤에 꺼내다 먹었지요.

이야기 나누기 & 기억력 인지활동

Q. 감의 이름에 대한 문제입니다. 옳은 답을 찾아주세요.

1. 떫은 땡감을 항아리에 넣어두면 말랑하고 부드러운 맛있는 감이 됩니다.
   이 감의 이름은 무엇인가요?

   ① 홍시   ② 곶감   ③ 단감   ④ 땡감

2. 단단하며 아삭하고 달콤한 맛이 납니다.
   이 감의 이름은 무엇인가요?

   ① 홍시   ② 곶감   ③ 단감   ④ 땡감

3. 감을 따서 껍질을 벗겨 건조시킨 것으로 쫄깃하고 단맛이 납니다.
   이 감의 이름은 무엇인가요?

   ① 홍시   ② 곶감   ③ 단감   ④ 땡감

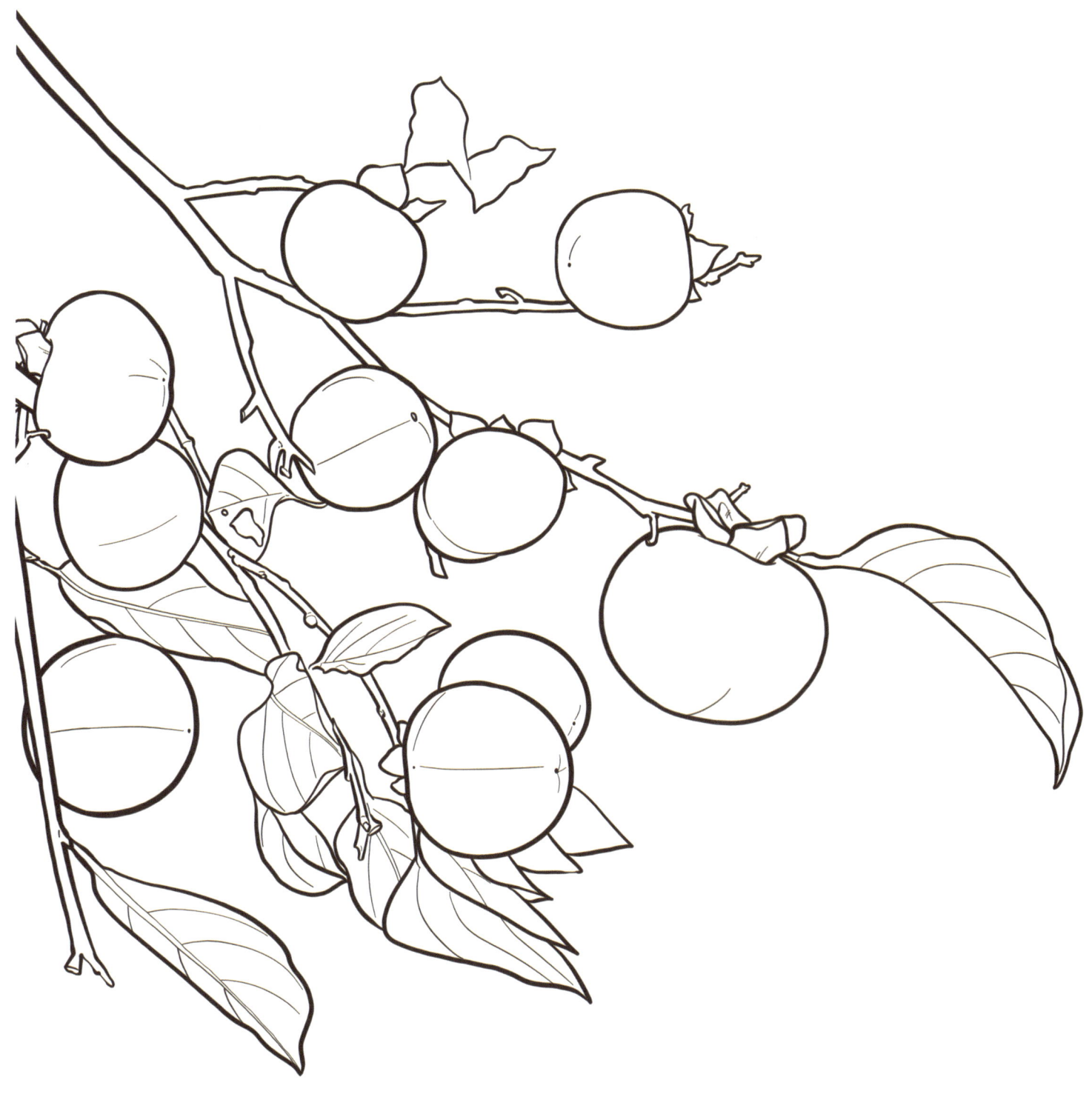

이야기 나누기 & 기억력 인지활동

Q. '감' 하면 생각나시는 추억이 있으신가요?
_____
_____
_____

지필활동에 어려움이 있으신 분은 가족이나 진행자의 도움이 필요합니다. (대필이나 자필)

진달래 화전과 두견주   년   월   일

TIP! 진행자를 위한 팁!

진달래 꽃은 참꽃, 두견화라고 불렸으며, 두견주는 진달래 꽃으로 담은 술로 민간에서 널리 빚어 마셨던 전통주입니다. 진달래 화전은 삼월 삼짇날 먹던 봄꽃 전입니다.

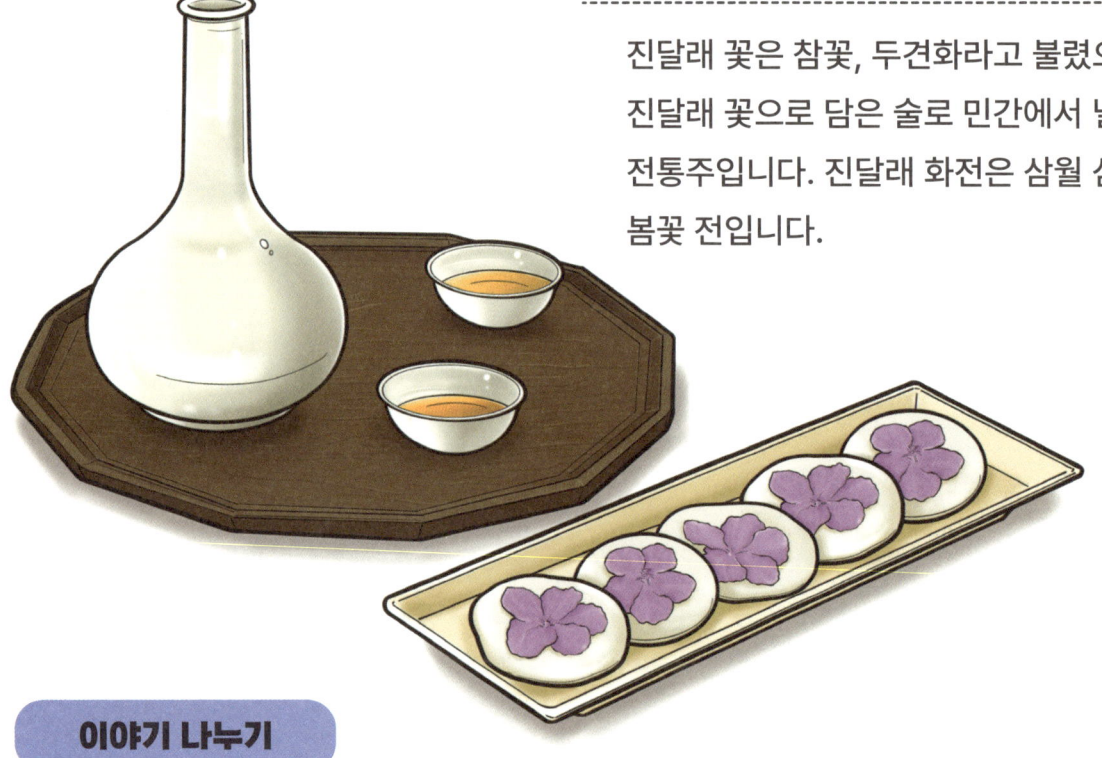

이야기 나누기

진행자   어르신, 진달래로 만든 화전을 드신 적이 있으세요?

어르신1 그럼요. 진달래가 피는 봄이 오면 화전을 만들어 먹었지요. 우리 영감이 진달래로 담은 술을 좋아해서 화전을 진달래 술과 함께 차려 주면 참 참 맛있게 먹었지요. 먼저 간 영감이 그립네요. **(90대 , 여)**

언어력 인지활동

Q. 봄꽃과 관련한 단어 인지 활동입니다. 아래의 꽃의 이름에 맞게 선을 그어 주세요.

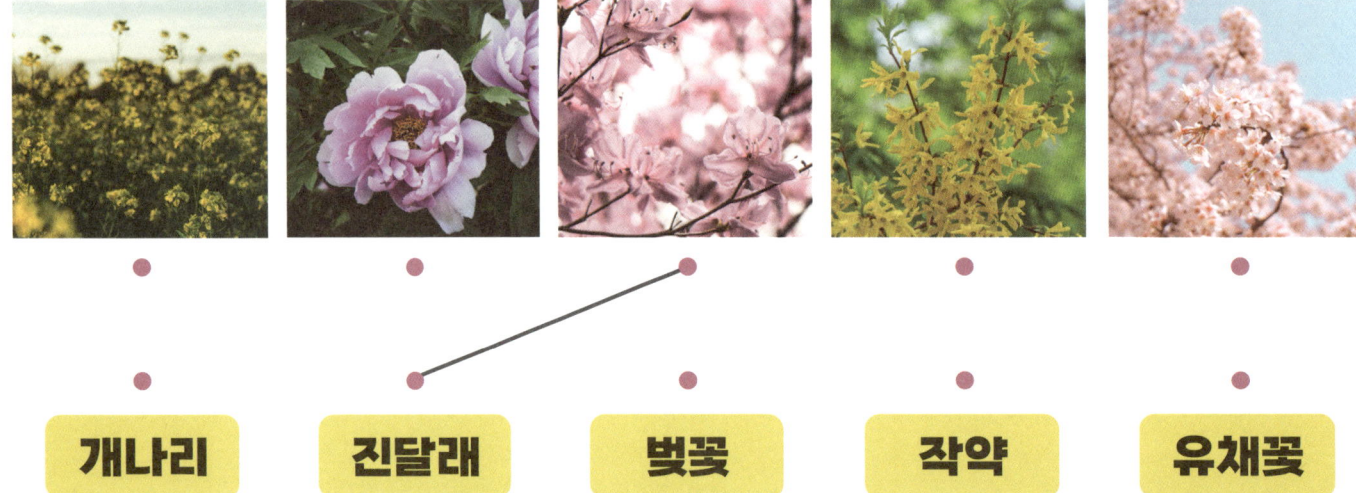

개나리   진달래   벚꽃   작약   유채꽃

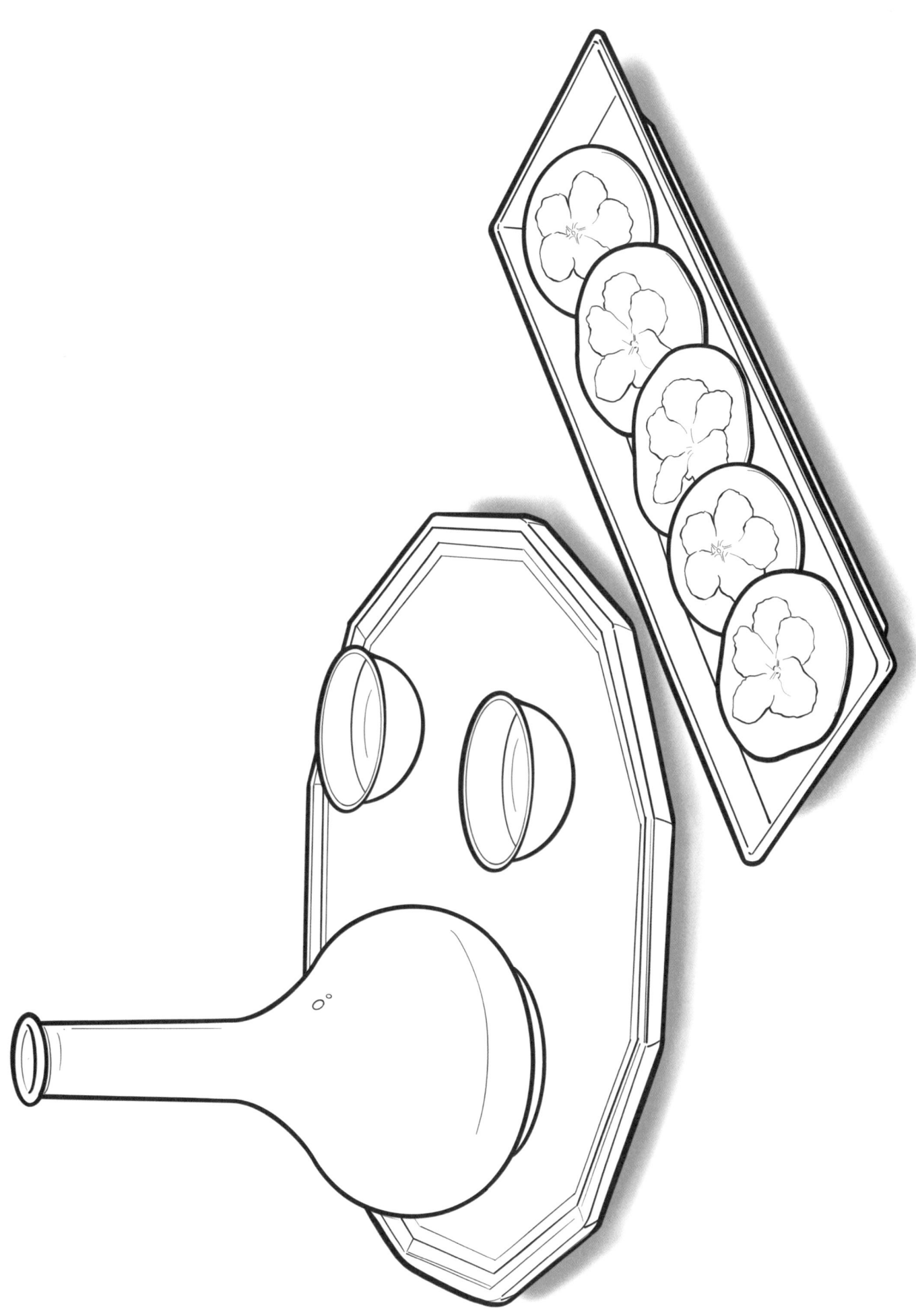

코스모스 한들한들   년   월   일

이야기 나누기

진행자   가을이면 길가에 피는 코스모스 꽃을 좋아하시나요? 코스모스에 대한 추억이 있으세요?

어르신1   우리 마을 입구에 코스모스가 많이 피었지요. 코스모스가 하나 둘 필 즈음이면, '아 가을이 오고 있구나' 했어요. 나는 맛있는 과일이 많은 가을이 참 좋아요.

어르신2   맞아요. 가을하면 코스모스지요. 한들한들 흔들리는 코스모스를 보고만 있어도 좋아요.

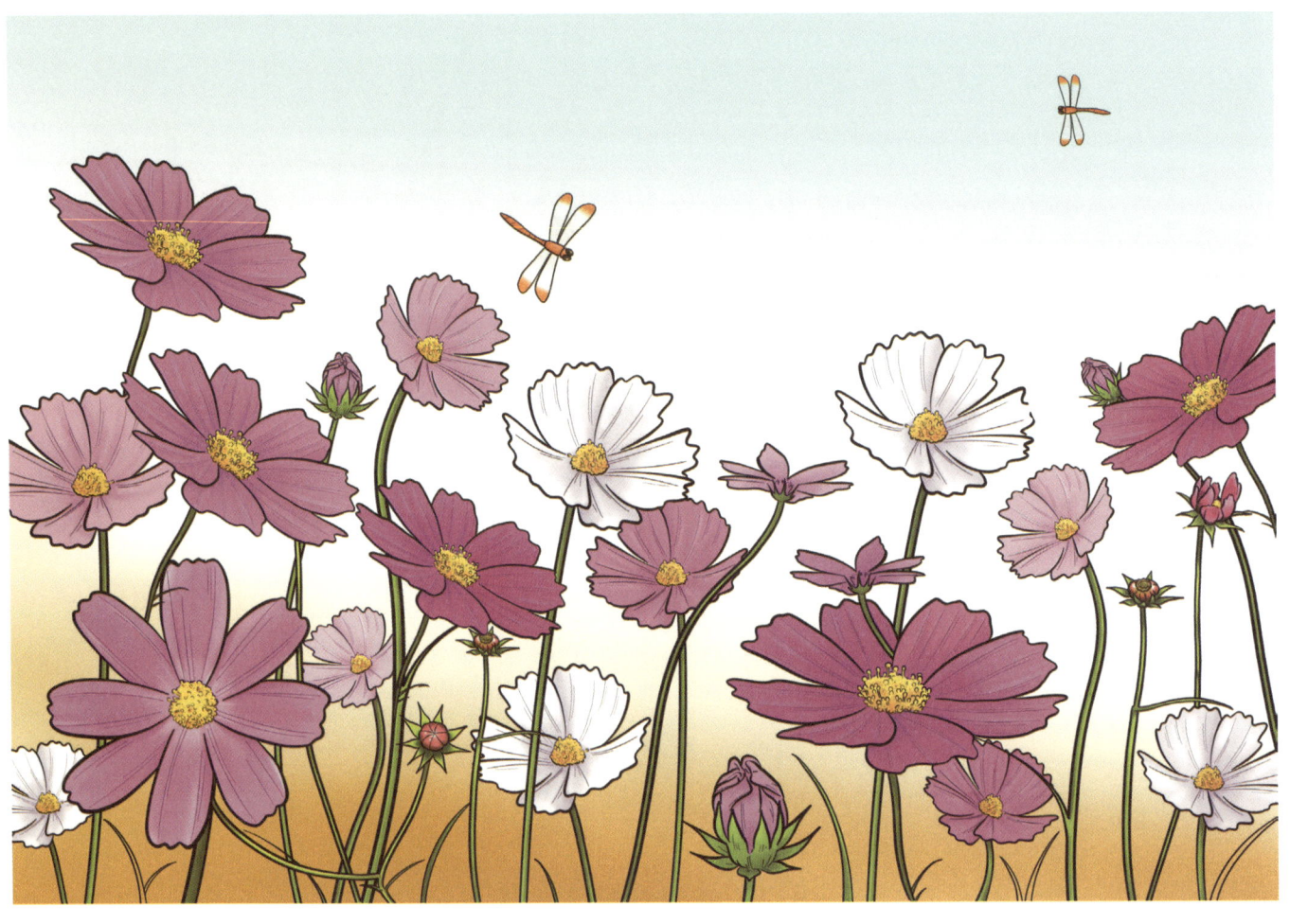

음악 인지활동 & 지남력 활동

1. 코스모스는 가을을 대표하는 꽃 중의 하나입니다.
   <코스모스 한들한들> 노래를 함께 불러 주세요.

2. 다음 중 가을에 피는 꽃이 아닌 것 은 무엇인가요?
   아래에서 두 개를 골라주세요.

   ① 코스모스   ② 국화   ③ 메밀꽃   ④ 진달래   ⑤ 개나리

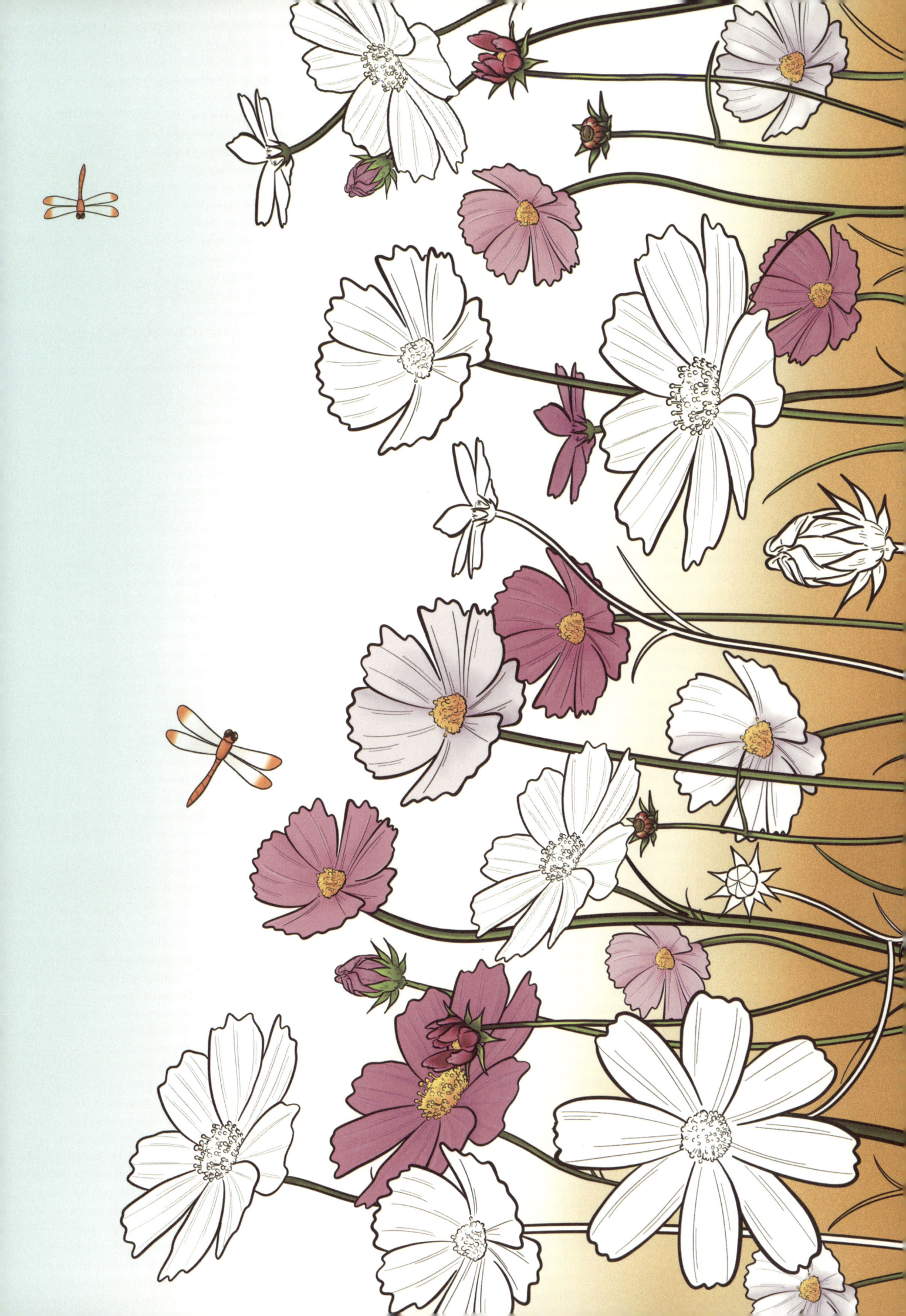

짚신과 나막신 장수의 어머니

년   월   일

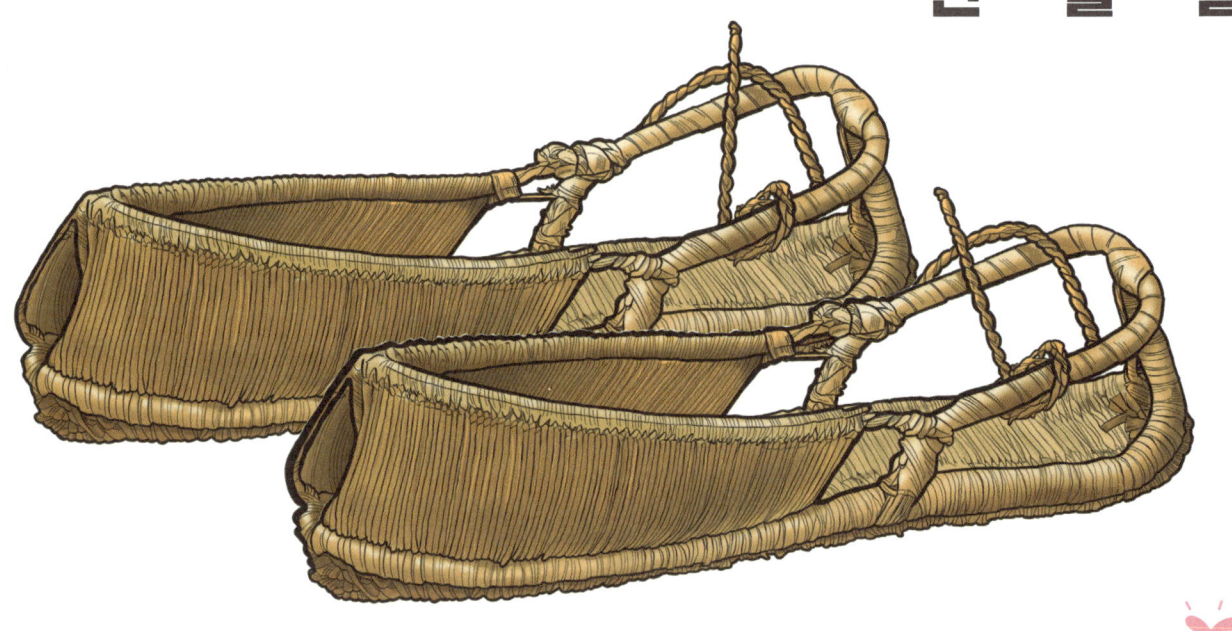

TIP!   진행자를 위한 팁!

〈 짚신장수와 나막신 장수의 어머니 전래 이야기 인지활동 〉

옛날에 짚신 장수와 나막신 장수를 하는 두 아들을 둔 어머니가 있었습니다.
비가 오면 맑은 날에 신는 짚신을 파는 아들이 걱정되고,
해가 뜨면 비가 오는 날에 신는 나막신 장수 아들이 걱정인 어머니는 항상
두 아들을 걱정했습니다. 어느 날, 마침 길 가던 사람에게 걱정을 말하니,
"비가 오면 나막신이 잘 팔려서 좋고, 해가 뜨면 짚신이 잘 팔려서 좋겠다" 라고
대답을 했지요. 어머니는 "맞네요, 맞아~ 해가 떠도, 비가 와도 모두 좋겠네요."
라고 하며 환하게 웃었습니다.

기억력 인지활동

Q. 전래 이야기를 듣고 문제를 풀어주세요.

1. 비가 오면 어떤 신을 팔아야 하나요?

   _____

2. 해가 쨍한 날에는 어떤 신을 팔아야 하나요?

   _____

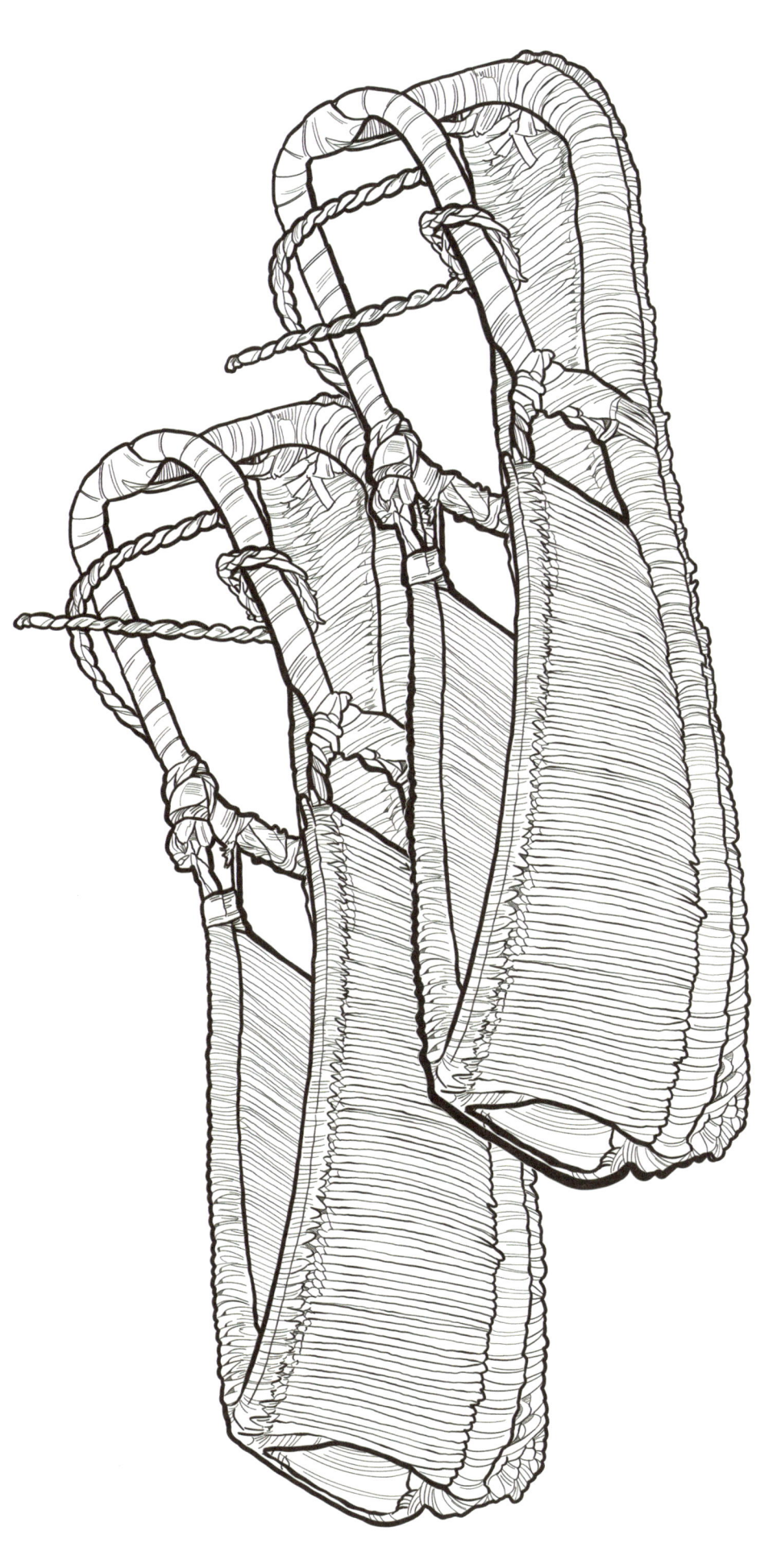

이야기 나누기 & 기억력 인지활동

Q. 짚신에 대한 추억이 있으신가요?

지필활동에 어려움이 있으신 분은 가족이나 진행자의 도움이 필요합니다. (대필하기 지필)

추가활동 부록

회상 인지훈련 프로그램의 단계적 인지활동을 위한
추가활동 도안 부록으로 구성되어 있습니다.

2단계 활동   ☞ 1단계 문제는 본문(p.30)에 있습니다.

Q. 그림을 색칠 한 후, 위 상보를 잘라 밥상에 얹어주세요.

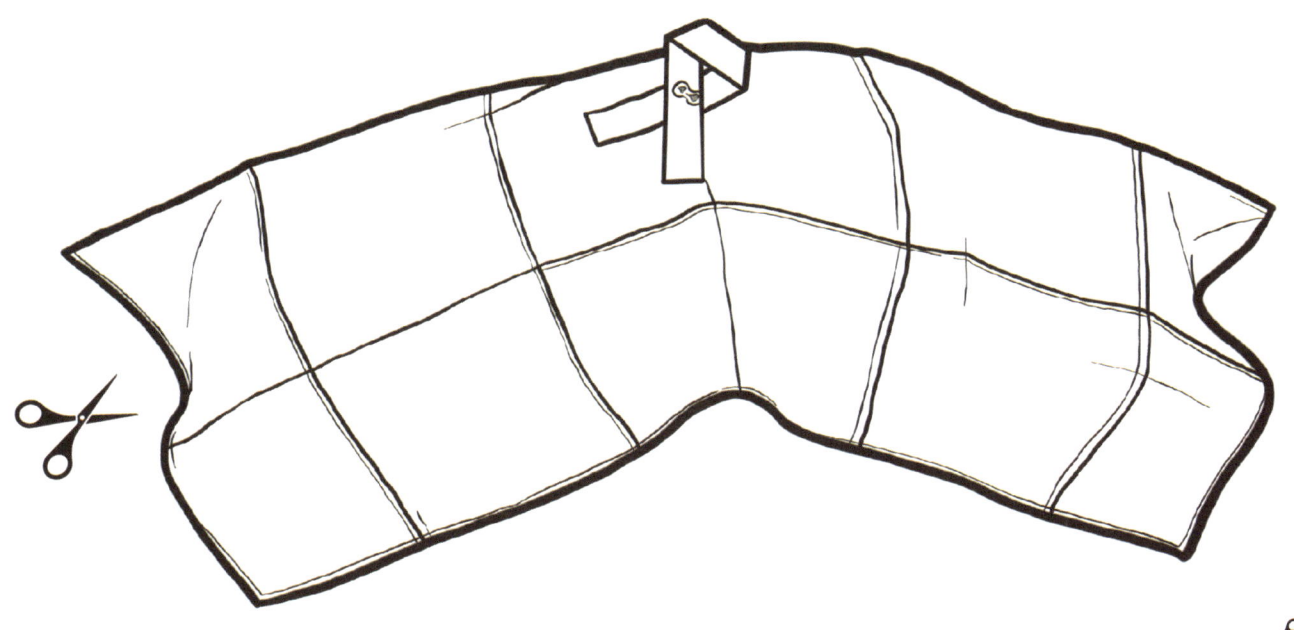

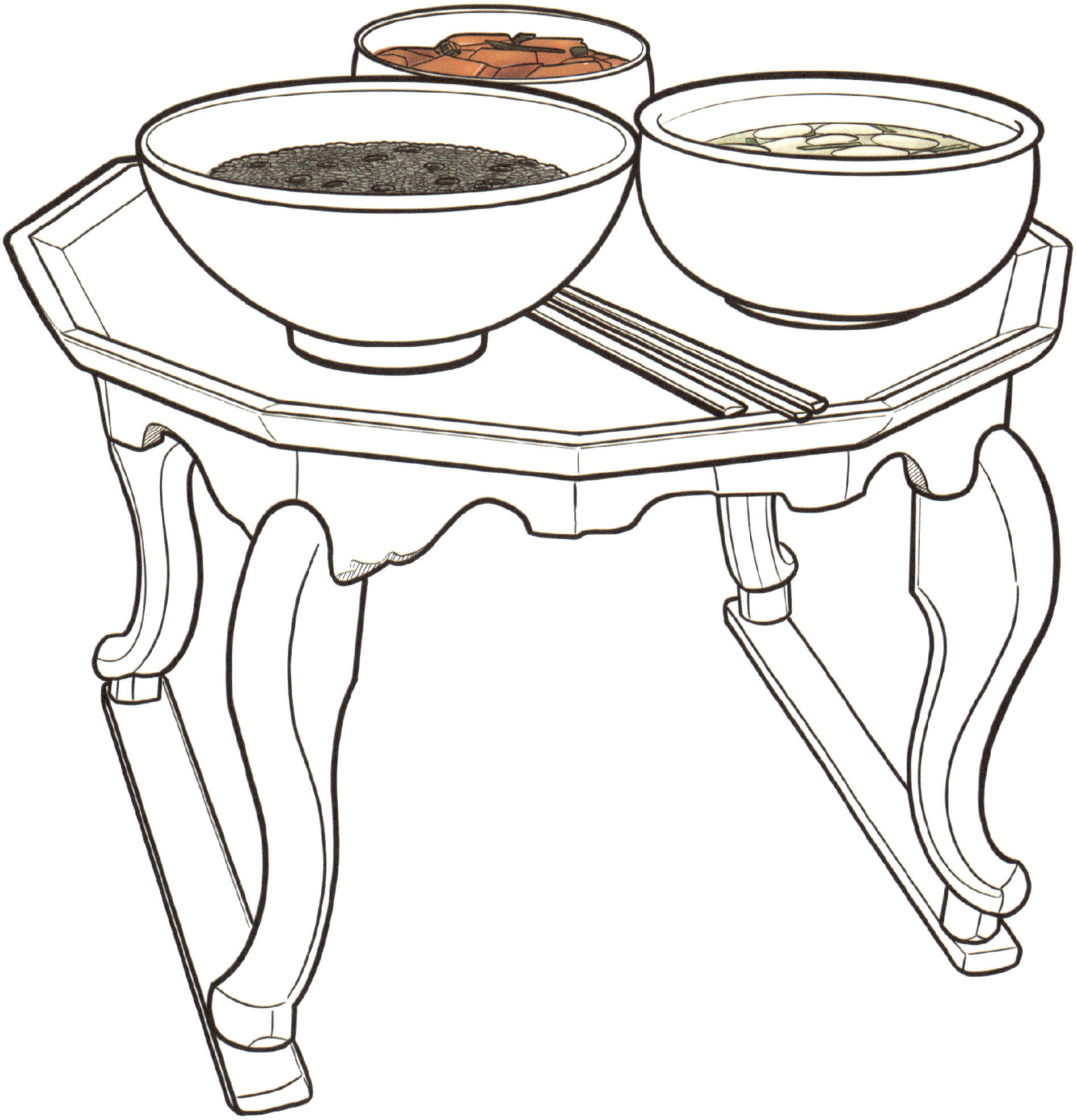

2단계 활동 ☞ 1단계 문제는 본문(p.48)에 있습니다.

Q. 쌀포대를 가지러 가기 위해 꽃을 따라 미로를 풀어주세요.

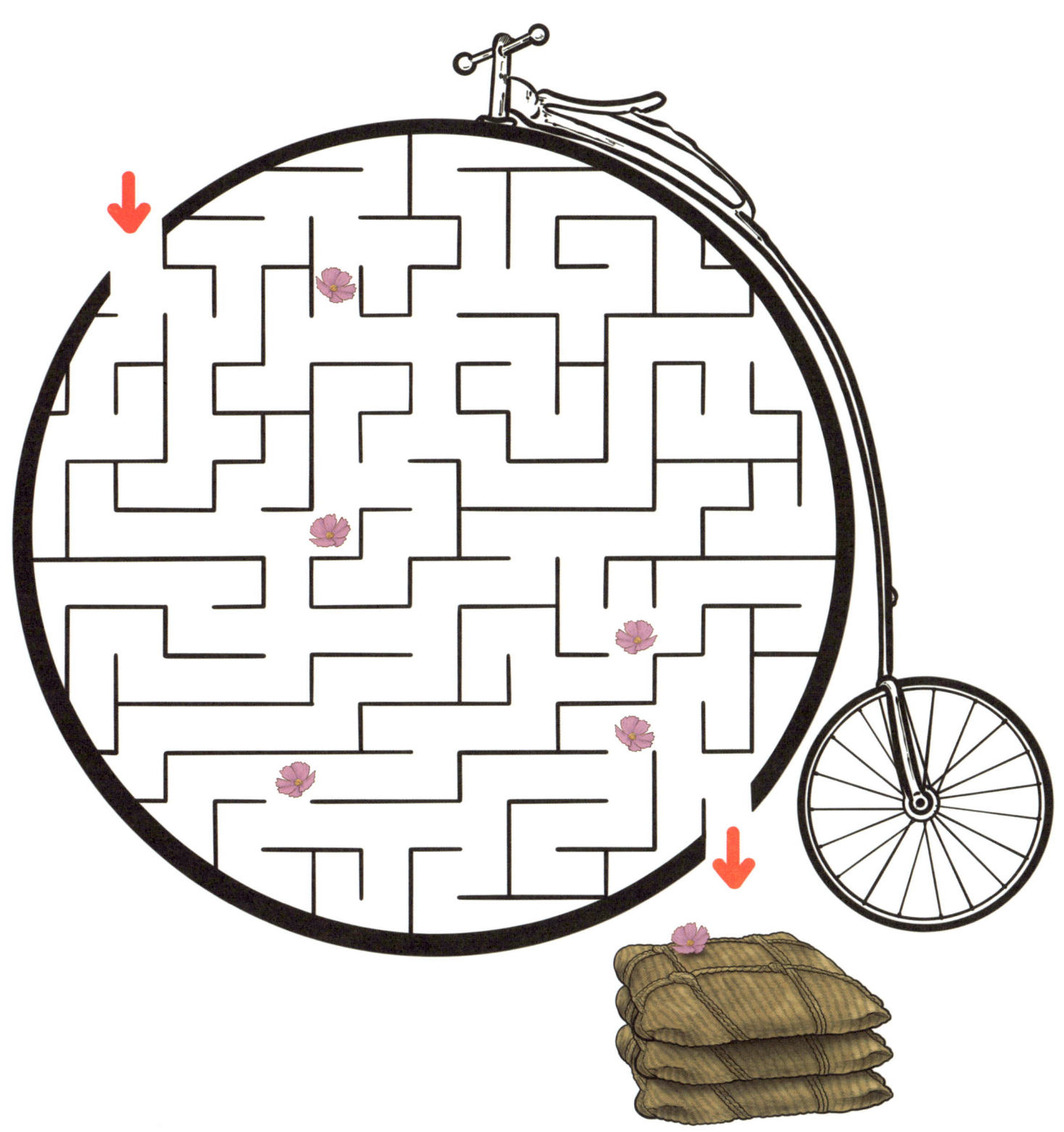

Q. <선 따라 긋기> 볼펜으로 선풍기의 살을 따라 그려주신 후에 모두 칠해주세요.

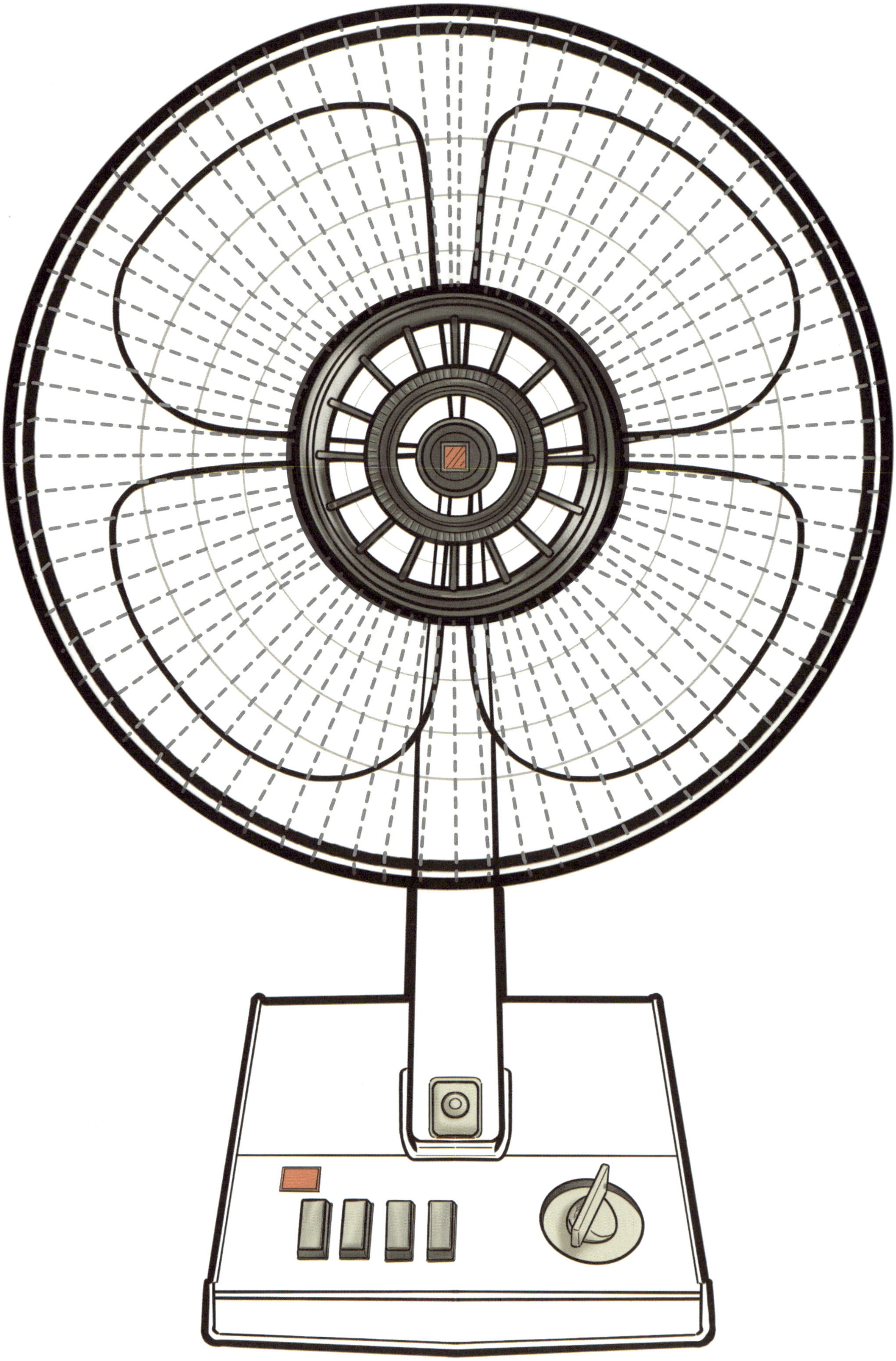

Q. 그림을 색칠 한 후, 위 베개를 오려 아래 반닫이장 위에 자유롭게 붙여주세요.

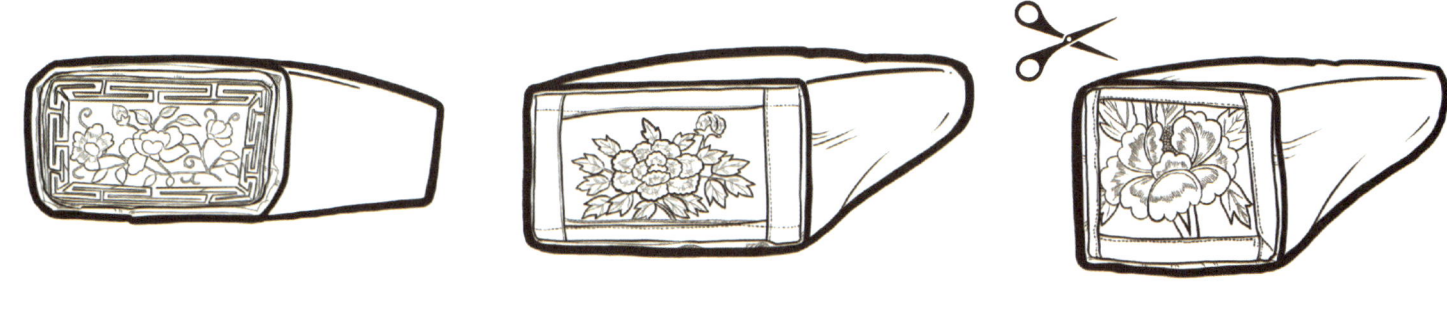

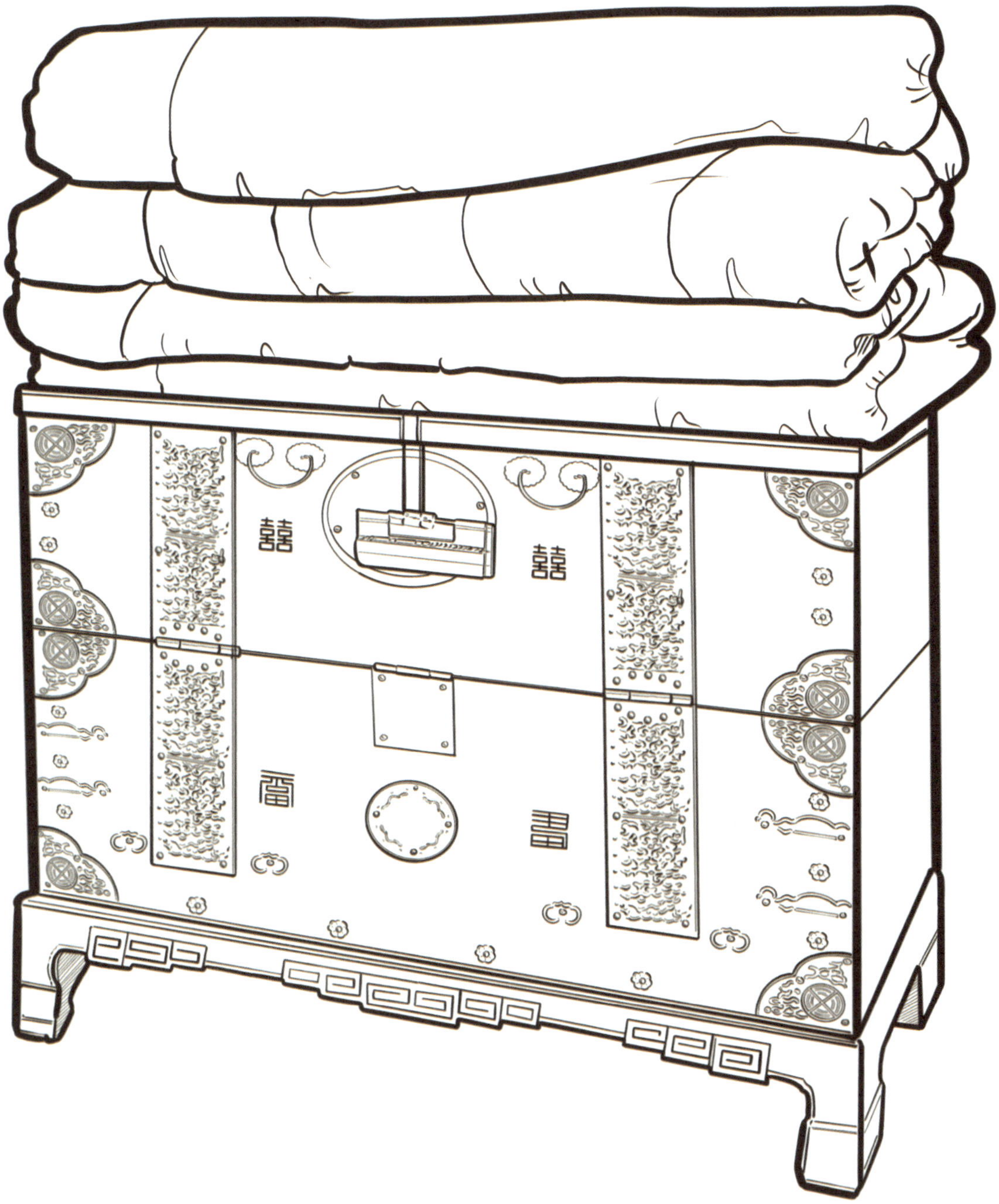

문제 답안

회상 인지훈련 프로그램의 영역별 정답을 확인하며
흥미있고 즐거운 시간이 되시기를 바랍니다.

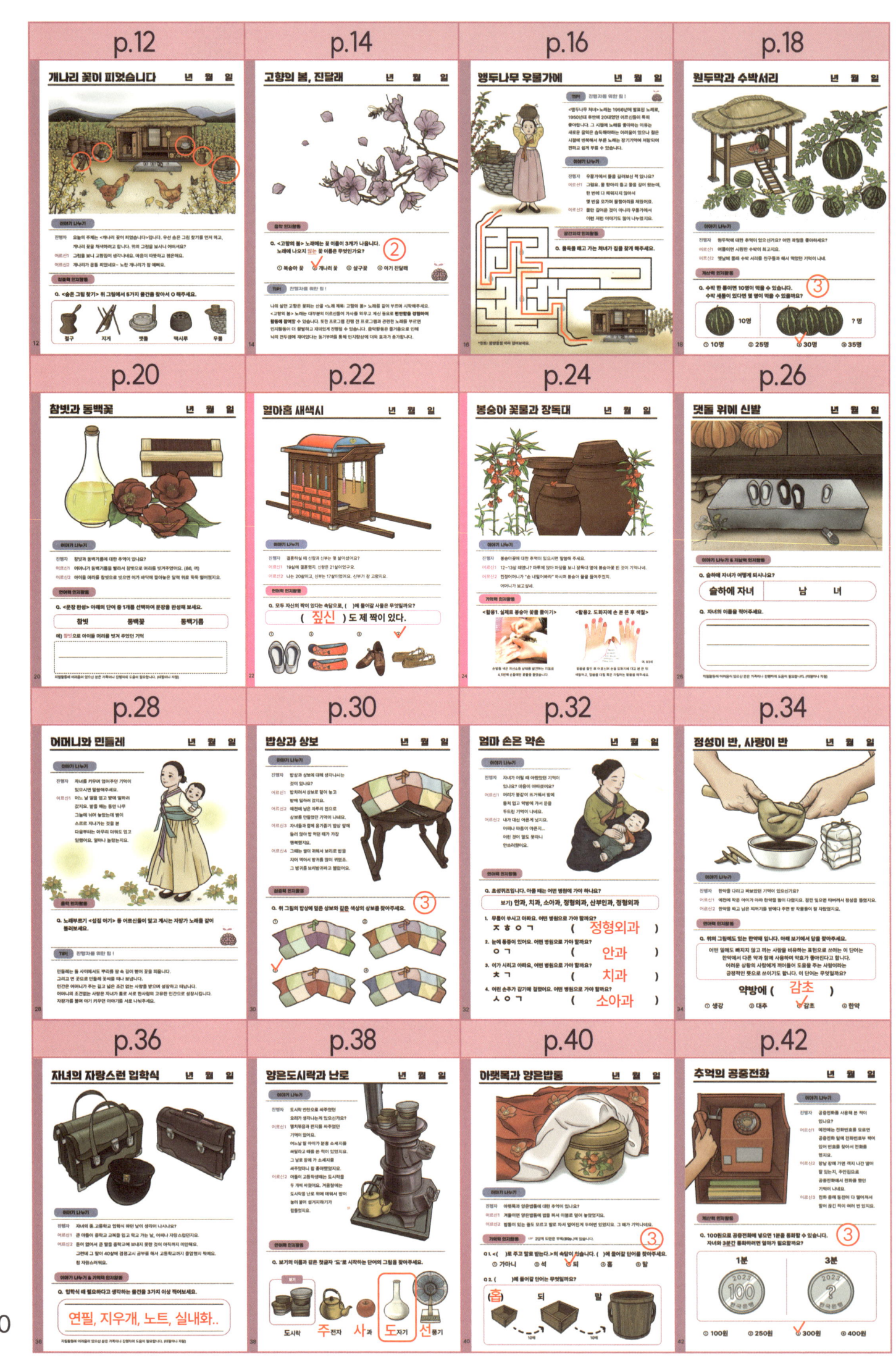

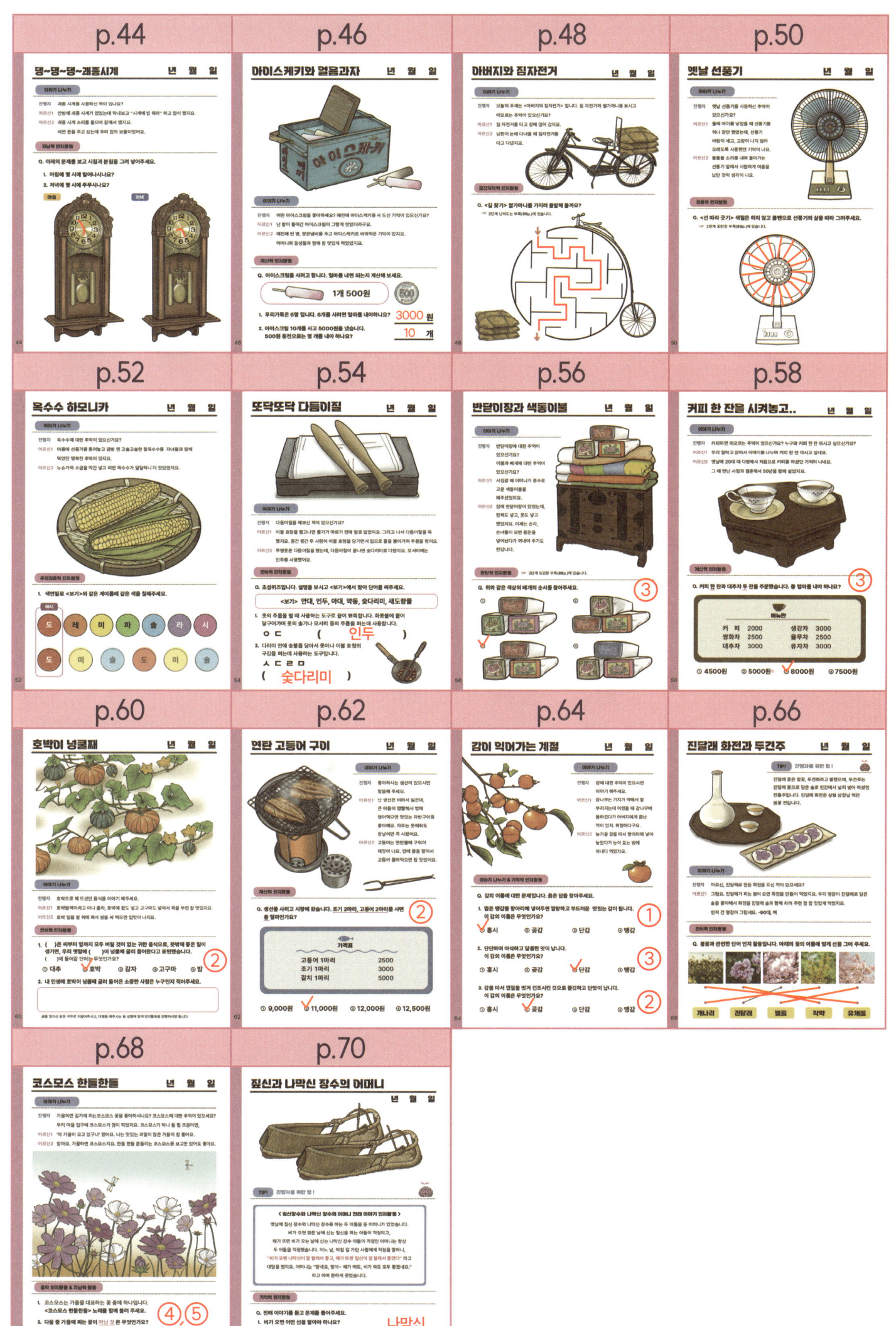

프로그램 계획안
(목표·효과·진행방법)

프로그램 계획안은 목적 및 효과성, 진행방법의 내용이 포함되어 실제로 수행하는데 활용할 수 있는 계획안으로 구성하였습니다.

재가에서 인지 프로그램 계획안을 활용하실 때는 어르신, 가족, 자녀분들이 프로그램의 전체적인 흐름을 보면서 인지훈련을 수행할 수 있습니다.

또한 주야간보호(데이케어센터), 요양원, 인지활동형 방문요양, 경로당 치매예방 프로그램 요양병원 등 노인관련 기관에서 활용하실 때는 프로그램의 계획안, 결과보고에 활용하실 수 있습니다.

1. 개나리 꽃이 피었습니다. (p.12)

목표	· 개나리꽃에 대한 이야기를 나누며 계절 지남력을 향상할 수 있다. · 고향, 장독대, 닭 키우기 등의 이야기를 나누며 흥미와 행복한 감정을 기대할 수 있다. · <인지활동> 숨은 그림 찾기 활동을 통하여 주의집중력의 유지 및 향상, 성취감을 기대할 수 있다. · 자유롭게 색깔을 선택하여 색칠하며 선택권을 향상할 수 있다. · 색연필을 색칠하며 집중력, 소근육의 발달을 향상할 수 있다.
효과	· 계절 및 장소 지남력의 향상, 흥미와 행복한 감정, 기억력의 향상, 작은 성취감의 기회로 자신감 회복, 집중력의 향상, 색채인지 및 판단력의 향상, 소근육의 발달
진행 방법	1. 인사를 나누며 오늘이 몇 년, 몇 월, 며칠, 날씨 이야기를 나눈다.(지남력 향상) 2. 오늘의 주제를 설명하며 어르신들과 이야기를 주고 받는다. 3. <인지활동> 숨은 그림 인지활동을 수행한다. 4. <회상 인지 미술 활동> 자유롭게 색칠한다. 5. 오늘 활동한 작품을 공유하고 서로 지지하며 칭찬하는 시간을 갖는다.

2. 고향의 봄 진달래 (p.14)

목표	· <고향의 봄> 노래를 부르며 편안함과 행복한 감정을 기대할 수 있다. · <고향의 봄> 노래에 나오는 꽃이름을 기억하는 퀴즈를 푸는 과정에서 집중력 향상, 흥미, 단어 및 기억력의 향상을 기대할 수 있다. · 진달래를 색칠하며 색채에 대한 자유로운 선택으로 색채 인지 및 판단력을 향상할 수 있다. · 색연필로 색칠하며 소근육의 발달을 향상할 수 있다.
효과	· 편안하고 행복한 감정, 집중력의 향상, 기억력의 향상, 계절 지남력의 향상, 색채인지 및 판단력의 향상, 소근육의 발달
진행 방법	1. 인사를 나누며 오늘이 몇 년, 몇 월, 며칠, 날씨 이야기를 나눈다.(지남력 향상) 2. 오늘의 주제를 설명하며 어르신들과 이야기를 주고 받는다. 3. <인지활동> '고향의 봄' 동요에 나오는 꽃 이름 퀴즈시간을 갖는다. 4. <회상 인지 미술 활동> 자유롭게 색칠한다. 5. 오늘 활동한 진달래 꽃 색칠을 공유하고 서로 칭찬하는 시간을 갖는다. 6. <고향의 봄> 노래를 부르며 마무리 한다.(선택)

3. 앵두나무 우물가에 (p.16)

목표	· <앵두나무 처녀> 노래를 부르며 흥미와 행복한 감정을 기대할 수 있다. · 앵두나무와 우물가에 대한 이야기를 나누고 회상하며 장기기억력을 향상할 수 있다. · <인지활동> 앵두나무는 왜 우물가에 심었는지 이야기를 나누며 식물 키우기에 대한 이해력을 높인다. · 색채에 대한 자유로운 선택으로 색칠하며 색채 인지 및 판단력을 향상할 수 있다. · 색칠을 수행하며 집중력과 소근육의 발달을 향상할 수 있다.
효과	· 흥미와 행복한 감정, 장기 기억력의 향상, 집중력의 향상, 계절 지남력의 향상, 색채인지 및 판단력의 향상, 소근육의 발달
진행 방법	1. 인사를 나누며 오늘이 몇 년, 몇 월, 며칠, 날씨 이야기를 나눈다.(지남력 향상) 2. 오늘의 주제를 설명하며 어르신들과 이야기를 주고 받는다. 3. <앵두나무 처녀> 노래를 함께 부른다. 4. <인지활동> 앵두나무는 왜 우물가에 심었는지 이야기를 나눈다. 5. <회상 인지 미술 활동>자유롭게 색칠한다. 6. 색칠한 작품을 공유하고 서로 지지하며 칭찬하는 시간을 갖는다.

4. 원두막과 수박서리 (p.18)

목표	· 수박에 대한 이야기를 나누며 계절 지남력을 향상할 수 있다. · 좋아하는 과일, 원두막의 추억 등의 이야기를 나누며 흥미와 행복한 감정을 기대할 수 있다. · <인지활동> 계산력 지필 활동을 통하여 계산력에 대한 유지와 향상을 기대할 수 있다. · 자유롭게 색깔을 선택하여 색칠하며 선택권을 향상할 수 있다. · 색연필로 색칠하는 동안 집중력, 소근육의 발달을 향상할 수 있다.
효과	· 계절 지남력의 향상, 흥미와 행복한 감정, 기억력의 향상, 계산력의 향상과 유지, 집중력의 향상, 색채인지 및 판단력의 향상, 소근육의 발달, 지남력 향상
진행 방법	1. 인사를 나누며 오늘이 몇 년, 몇 월, 며칠, 날씨 이야기를 나눈다.(지남력 향상) 2. 오늘의 주제를 설명하며 어르신들과 이야기를 주고 받는다. 3. <인지활동> 계산력 인지활동을 수행한다. 4. <회상 인지 미술 활동>자유롭게 색칠한다. 5. 오늘 활동한 작품을 공유하고 서로 지지하며 칭찬하는 시간을 갖는다.

5. 참빗과 동백꽃 (p.20)

목표	· 참빗과 동백꽃 나들이, 동백기름에 대한 이야기를 나누며 장기 기억력을 향상할 수 있다. · 아이들 머리를 빗어주던 이야기, 참빗 등의 이야기를 나누며 흥미와 행복한 감정을 기대할 수 있다. · <인지활동> 문장 완성하기를 통하여 언어표현능력 향상을 기대할 수 있다. · 자유롭게 색깔을 선택하여 색칠하며 선택권을 향상할 수 있다. · 색연필로 색칠하는 동안 집중력, 소근육의 발달을 향상할 수 있다.
효과	· 흥미와 행복한 감정, 기억력의 향상, 언어력의 유지 및 향상, 언어표현능력 향상 집중력의 향상, 색채인지 및 판단력의 향상, 소근육의 발달, 지남력 향상
진행 방법	1. 인사를 나누며 오늘이 몇 년, 몇 월, 며칠, 날씨 이야기를 나눈다.(지남력 향상) 2. 오늘의 주제를 설명하며 어르신들과 이야기를 주고 받는다. 3. <인지활동> 문장완성 인지활동을 수행한다. 4. <회상 인지 미술 활동>자유롭게 색칠한다. 5. 오늘 활동한 작품을 공유하고 서로 지지하며 칭찬하는 시간을 갖는다.

6. 열아홉 새색시 (p.22)

목표	· 몇 살에 혼인하셨는지 이야기를 나누며 장기기억력을 향상할 수 있다. · 〈인지활동〉 속담 활동을 통하여 흥미 및 단어 기억과 언어표현능력 향상을 기대할 수 있다. · 자유롭게 색깔을 선택하여 색칠하며 선택권을 향상할 수 있다. · 색연필로 색칠하며 집중력, 소근육의 발달을 향상할 수 있다.
효과	· 장기기억력의 향상, 집중력의 향상, 단어 기억력, 언어표현능력 향상, 색채인지 및 판단력의 향상, 소근육의 발달, 흥미와 행복한 감정
진행 방법	1. 인사를 나누며 오늘이 몇 년, 몇 월, 며칠, 날씨 이야기를 나눈다.(지남력 향상) 2. 오늘의 주제를 설명하며 어르신들과 이야기를 주고 받는다. 3. 〈인지활동〉 속담 인지활동을 수행한다. 4. 〈회상 인지 미술 활동〉자유롭게 색칠한다. 5. 오늘 활동한 작품을 공유하고 서로 지지하며 칭찬하는 시간을 갖는다.

7. 봉숭아 꽃물과 장독대 (p.24)

목표	· 봉숭아 꽃과 꽃물을 들이는 이야기를 나누며 시간지남력, 장기 기억력을 향상할 수 있다. · 봉숭아 꽃물에 대한 이야기 나누며 흥미와 행복한 감정을 기대할 수 있다. · 〈인지활동〉 실제로 꽃물 들이기 활동을 통하여 흥미와 행복한 감정을 경험할 수 있다. · 손 본뜨기 활동을 통하여 자유롭게 색깔을 선택하고 색칠하며 선택권을 향상할 수 있다. · 색연필로 색칠하며 집중력, 소근육의 발달을 향상할 수 있다.
효과	· 장기기억력의 향상, 집중력의 향상, 단어 기억력, 언어표현능력 향상, 색채인지 및 판단력의 향상, 소근육의 발달, 흥미와 행복한 감정, 흥미와 행복한 감정의 경험
진행 방법	1. 인사를 나누며 오늘이 몇 년, 몇 월, 며칠, 날씨 이야기를 나눈다.(지남력 향상) 2. 오늘의 주제를 설명하며 어르신들과 이야기를 주고 받는다. 3. 〈인지활동〉 꽃물 들이기 인지활동, 손 본뜨기 활동을 수행한다. 4. 〈회상 인지 미술 활동〉자유롭게 색칠한다. 5. 오늘 활동한 작품을 공유하고 서로 지지하며 칭찬하는 시간을 갖는다.

8. 댓돌 위에 신발 (p.26)

목표	· 배우자 및 슬하에 몇 남 몇 녀 인지, 이야기를 나누며 사람 지남력을 향상할 수 있다. · 〈인지활동〉 지남력 지필 활동을 통하여 사람 지남력, 기억력 및 이름 대기 능력을 향상할 수 있다. · 자유롭게 색깔을 선택하여 색칠하며 선택권을 향상할 수 있다. · 색연필로 색칠하며 집중력, 소근육의 발달을 향상할 수 있다.
효과	· 사람 지남력의 향상, 기억력의 향상, 이름 대기 언어 능력 향상, 집중력의 향상, 색채인지 및 판단력의 향상, 소근육의 발달, 흥미와 행복한 감정
진행 방법	1. 인사를 나누며 오늘이 몇 년, 몇 월, 며칠, 날씨 이야기를 나눈다.(지남력 향상) 2. 오늘의 주제를 설명하며 어르신들과 이야기를 주고 받는다. 3. 〈인지활동〉 사람 지남력 인지활동을 수행한다. 4. 〈회상 인지 미술 활동〉자유롭게 색칠한다. 5. 오늘 활동한 작품을 공유하고 서로 지지하며 칭찬하는 시간을 갖는다.

9. 어머니와 민들레 (p.28)

목표	· 어머니와 포대기로 아기 업은 이야기 등을 나누며 시간지남력, 장기 기억력을 향상할 수 있다. · 아기 업어 재운 이야기, 포대기에 대한 이야기를 나누며 따뜻하고 행복한 감정을 기대할 수 있다. · 〈인지활동〉 섬집 아기 등 어르신들이 생각나시는 자장가 노래를 부르며 음악활동을 수행한다. · 자유롭게 색깔을 선택하여 색칠하며 선택권을 향상할 수 있다. · 색연필로 색칠하며 집중력, 소근육의 발달을 향상할 수 있다.
효과	· 기억력의 향상, 언어 능력 향상, 집중력의 향상, 음악활동을 통하여 행복하고 즐거운 감정 경험 색채인지 및 판단력의 향상, 소근육의 발달, 흥미와 행복한 감정
진행 방법	1. 인사를 나누며 오늘이 몇 년, 몇 월, 며칠, 날씨 이야기를 나눈다.(지남력 향상) 2. 오늘의 주제를 설명하며 어르신들과 이야기를 주고 받는다. 3. 〈인지활동〉 음악활동 인지활동을 수행한다. 4. 〈회상 인지 미술 활동〉자유롭게 색칠한다. 5. 오늘 활동한 작품을 공유하고 서로 지지하며 칭찬하는 시간을 갖는다.

10. 밥상과 상보 (p.30)

목표	· 밥상과 상보에 대한 회상 이야기를 나누며 따뜻하고 행복한 감정을 기대할 수 있다. · 〈인지활동〉 같은 색상의 상보 찾기 활동을 통하여 단기기억력을 향상할 수 있다. · 자유롭게 색깔을 선택하여 색칠하며 선택권을 향상할 수 있다. · 색연필로 색칠하며 집중력, 소근육의 발달을 향상할 수 있다.
효과	· 행복한 감정, 기억력의 향상, 집중력의 향상, 색채인지 및 판단력의 향상, 소근육의 발달, 지남력 향상
진행 방법	1. 인사를 나누며 오늘이 몇 년, 몇 월, 며칠, 날씨 이야기를 나눈다.(지남력 향상) 2. 오늘의 주제를 설명하며 어르신들과 이야기를 주고 받는다. 3. 〈인지활동〉 같은 색상 상보 찾기 인지활동을 수행한다. 4. 〈회상 인지 미술 활동〉자유롭게 색칠한다. 5. 오늘 활동한 작품을 공유하고 서로 지지하며 칭찬하는 시간을 갖는다.

11. 엄마손은 약손 (p.32)

목표	· 엄마손은 약손 이야기를 나누고 회상하며 장기기억력을 향상할 수 있다. · 자녀가 아팠던 이야기를 회상하고 감정을 표현하는 능력을 향상할 수 있다. · <인지활동> 초성 완성하기를 통하여 단어 이름 대기 언어력 향상을 기대할 수 있다. · 자유롭게 색깔을 선택하여 색칠하며 선택권을 향상할 수 있다. · 색연필로 색칠하며 집중력, 소근육의 발달을 향상할 수 있다.
효과	· 장기 기억력의 향상, 감정 표현 능력 향상, 단어 이름 대기 언어력 향상, 집중력의 향상 색채인지 및 판단력의 향상, 소근육의 발달, 흥미와 행복한 감정, 지남력 향상
진행 방법	1. 인사를 나누며 오늘이 몇 년, 몇 월, 며칠, 날씨 이야기를 나눈다.(지남력 향상) 2. 오늘의 주제를 설명하며 어르신들과 이야기를 주고 받는다. 3. <인지활동> 초성 완성하기를 수행한다. 4. <회상 인지 미술 활동>자유롭게 색칠한다. 5. 오늘 활동한 작품을 공유하고 서로 지지하며 칭찬하는 시간을 갖는다.

12. 정성이 반, 사랑이 반 (p.34)

목표	· 한약 다렸던 이야기를 나누며 장기기억력을 향상할 수 있다. · <인지활동> 속담 활동을 통하여 흥미 및 단어 기억과 언어표현능력 향상을 기대할 수 있다. · 자유롭게 색깔을 선택하여 색칠하며 선택권을 향상할 수 있다. · 색연필로 색칠하며 집중력, 소근육의 발달을 향상할 수 있다.
효과	· 장기기억력의 향상, 집중력의 향상, 단어 기억력, 언어표현능력 향상, 색채인지 및 판단력의 향상, 소근육의 발달, 흥미와 행복한 감정, 지남력 향상
진행 방법	1. 인사를 나누며 오늘이 몇 년, 몇 월, 며칠, 날씨 이야기를 나눈다.(지남력 향상) 2. 오늘의 주제를 설명하며 어르신들과 이야기를 주고 받는다. 3. <인지활동> 속담 인지활동을 수행한다. 4. <회상 인지 미술 활동>자유롭게 색칠한다. 5. 오늘 활동한 작품을 공유하고 서로 지지하며 칭찬하는 시간을 갖는다.

13. 자녀의 자랑스런 입학식 (p.36)

목표	· 자녀의 자랑스런 입학식 이야기를 나누며 장기기억력을 향상할 수 있다. · <인지활동> 입학식 때 필요한 사물 이름 대기를 통하여 단어 기억력의 향상을 기대할 수 있다. · 자유롭게 색깔을 선택하여 색칠하며 선택권을 향상할 수 있다. · 색연필로 색칠하며 집중력, 소근육의 발달을 향상할 수 있다.
효과	· 장기기억력의 향상, 집중력의 향상, 단어 기억력, 색채인지 및 판단력의 향상, 소근육의 발달, 행복한 감정, 지남력 향상
진행 방법	1. 인사를 나누며 오늘이 몇 년, 몇 월, 며칠, 날씨 이야기를 나눈다.(지남력 향상) 2. 오늘의 주제를 설명하며 어르신들과 이야기를 주고 받는다. 3. <인지활동> 단어 이름 대기 인지활동을 수행한다. 4. <회상 인지 미술 활동>자유롭게 색칠한다. 5. 오늘 활동한 작품을 공유하고 서로 지지하며 칭찬하는 시간을 갖는다.

14. 양은도시락과 난로 (p.38)

목표	· 자녀에게 도시락 싸주었던 이야기를 나누며 장기기억력을 향상할 수 있다. · <인지활동> 단어 기억력의 활동을 통하여 향상을 기대할 수 있다. · 자유롭게 색깔을 선택하여 색칠하며 선택권을 향상할 수 있다. · 색연필로 색칠하며 집중력, 소근육의 발달을 향상할 수 있다.
효과	· 장기기억력의 향상, 집중력의 향상, 단어 기억력, 색채인지 및 판단력의 향상, 소근육의 발달, 행복한 감정, 지남력 향상, 언어의 향상
진행 방법	1. 인사를 나누며 오늘이 몇 년, 몇 월, 며칠, 날씨 이야기를 나눈다.(지남력 향상) 2. 오늘의 주제를 설명하며 어르신들과 이야기를 주고 받는다. 3. <인지활동> 단어 찾기 활동을 수행한다. 4. <회상 인지 미술 활동>자유롭게 색칠한다. 5. 오늘 활동한 작품을 공유하고 서로 지지하며 칭찬하는 시간을 갖는다.

15. 아랫목과 양은밥통 (p.40)

목표	· 아랫목과 양은밥통 이야기를 나누며 장기기억력을 향상할 수 있다. · <인지활동> 속담활동과 단어 기억력 활동을 통하여 언어력 및 기억력 향상을 기대할 수 있다. · 자유롭게 색깔을 선택하여 색칠하며 선택권을 향상할 수 있다. · 색연필로 색칠하며 집중력, 소근육의 발달을 향상할 수 있다.
효과	· 장기기억력의 향상, 집중력의 향상, 단어 기억력, 색채인지 및 판단력의 향상, 소근육의 발달, 행복한 감정, 지남력 향상, 언어의 향상
진행 방법	1. 인사를 나누며 오늘이 몇 년, 몇 월, 며칠, 날씨 이야기를 나눈다.(지남력 향상) 2. 오늘의 주제를 설명하며 어르신들과 이야기를 주고 받는다. 3. <인지활동> 속담활동, 단어기억력 활동을 수행한다. 4. <회상 인지 미술 활동>자유롭게 색칠한다. 5. 오늘 활동한 작품을 공유하고 서로 지지하며 칭찬하는 시간을 갖는다.

16. 추억의 공중전화 (p.42)

목표	· 공중전화에 대한 이야기를 나누며 장기기억력을 향상할 수 있다. · 전화를 걸고 싶은 사람, 전화를 받고 싶은 사람 이야기 나누며, 자신의 감정을 표현하는 능력을 향상할 수 있다. · <인지활동> 계산력 지필 활동을 통하여 계산력에 대한 유지와 향상을 기대할 수 있다. · 자유롭게 색깔을 선택하여 색칠하며 선택권을 향상할 수 있다. · 색연필로 색칠하며 집중력, 소근육의 발달을 향상할 수 있다.
효과	· 장기기억력의 향상, 감정표현하는 능력 향상, 기억력의 향상, 계산력의 향상과 유지, 집중력의 향상, 색채인지 및 판단력의 향상, 소근육의 발달, 지남력 향상
진행 방법	1. 인사를 나누며 오늘이 몇 년, 몇 월, 며칠, 날씨 이야기를 나눈다.(지남력 향상) 2. 오늘의 주제를 설명하며 어르신들과 이야기를 주고 받는다. 3. <인지활동> 계산력 인지활동을 수행한다. 4. <회상 인지 미술 활동>자유롭게 색칠한다. 5. 오늘 활동한 작품을 공유하고 서로 지지하며 칭찬하는 시간을 갖는다.

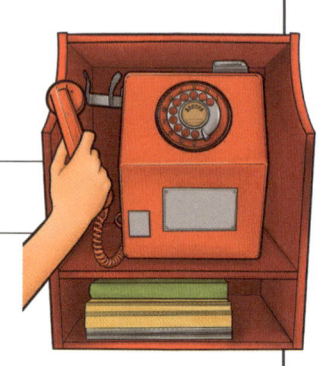

17. 댕~댕~댕~괘종시계 (p.44)

목표	· 괘종 시계의 추억에 대한 이야기를 나누며 장기기억력을 향상할 수 있다. · <인지활동> 아침에 몇 시에 일어나는지, 저녁에 몇 시에 주무시는지 등 하루 일과에 대한 시간 지남력을 유지 및 향상할 수 있다. · 자유롭게 색깔을 선택하여 색칠하며 선택권을 향상할 수 있다. · 색연필로 색칠하며 집중력, 소근육의 발달을 향상할 수 있다.
효과	· 장기기억력의 향상, 시간지남력의 향상, 주의 집중력의 향상, 색채인지 및 판단력의 향상, 소근육의 발달, 흥미와 행복한 감정
진행 방법	1. 인사를 나누며 오늘이 몇 년, 몇 월, 며칠, 날씨 이야기를 나눈다.(지남력 향상) 2. 오늘의 주제를 설명하며 어르신들과 이야기를 주고 받는다. 3. <인지활동> 하루 일과 시계 그리기 인지활동을 수행한다. 4. <회상 인지 미술 활동>자유롭게 색칠한다. 5. 오늘 활동한 작품을 공유하고 서로 지지하며 칭찬하는 시간을 갖는다.

18. 아이스케키와 얼음과자 (p.46)

목표	· 아이스케키와 얼음과자 추억에 대한 이야기를 나누며 장기기억력을 향상할 수 있다. · <인지활동> 아이스케키 및 얼음과자 사기 활동을 통하여 계산력을 유지 및 향상할 수 있다. · 자유롭게 색깔을 선택하여 색칠하며 선택권을 향상할 수 있다. · 색연필로 색칠하며 집중력, 소근육의 발달을 향상할 수 있다.
효과	· 계산력의 유지 및 향상, 장기 기억력의 향상, 시간지남력의 향상, 주의 집중력의 향상, 색채인지 및 판단력의 향상, 소근육의 발달, 흥미와 행복한 감정
진행 방법	1. 인사를 나누며 오늘이 몇 년, 몇 월, 며칠, 날씨 이야기 나눈다.(지남력 향상) 2. 오늘의 주제를 설명하며 어르신들과 이야기를 주고 받는다. 3. <인지활동> 아이스케키 및 구름과자 구입에 대한 계산력 인지활동을 수행한다. 4. <회상 인지 미술 활동>자유롭게 색칠한다. 5. 오늘 활동한 작품을 공유하고 서로 지지하며 칭찬하는 시간을 갖는다.

19. 아버지와 짐자전거 (p.48)

목표	· 옛날 자전거 추억에 대한 이야기를 나누며 장기기억력을 향상할 수 있다. · <인지활동> 길 찾기 활동을 통하여 주의집중력의 유지 및 향상할 수 있다. · 자유롭게 색깔을 선택하여 색칠하며 선택권을 향상할 수 있다. · 색연필로 색칠하며 집중력, 소근육의 발달을 향상할 수 있다.
효과	· 계산력의 유지 및 향상, 장기 기억력의 향상, 시간지남력의 향상, 주의 집중력의 향상, 색채인지 및 판단력의 향상, 소근육의 발달, 흥미와 행복한 감정
진행 방법	1. 인사를 나누며 오늘이 몇 년, 몇 월, 며칠, 날씨 이야기 나눈다.(지남력 향상) 2. 오늘의 주제를 설명하며 어르신들과 이야기를 주고 받는다. 3. <인지활동> 길 찾기 활동을 통하여 주의집중력의 향상할 수 있다. 4. <회상 인지 미술 활동>자유롭게 색칠한다. 5. 오늘 활동한 작품을 공유하고 서로 지지하며 칭찬하는 시간을 갖는다.

20. 옛날 선풍기 (p.50)

목표	· 선풍기에 대한 이야기를 나누며, 계절지남력, 장기기억력을 향상할 수 있다. · <인지활동> 선 따라 그리기 활동을 통하여 눈과 손의 협응력, 주의 집중력, 자기 조절력의 유지 및 향상할 수 있다. · 선풍기 도안을 자유롭게 색깔을 선택하여 색칠하며 선택권을 향상할 수 있다. · 색연필로 색칠하며 집중력, 소근육의 발달을 향상할 수 있다.
효과	· 눈과 손의 협응력, 장기 기억력의 향상, 시간지남력의 향상, 주의 집중력의 향상, 색채인지 및 판단력의 향상, 소근육의 발달, 흥미와 행복한 감정, 자기 조절력
진행 방법	1. 인사를 나누며 오늘이 몇 년, 몇 월, 며칠, 날씨 이야기 나눈다.(지남력 향상) 2. 오늘의 주제를 설명하며 어르신들과 이야기를 주고 받는다. 3. <인지활동> 선 따라 그리기 활동을 진행한다. 4. <회상 인지 미술 활동>자유롭게 색칠한다. 5. 오늘 활동한 작품을 공유하고 서로 지지하며 칭찬하는 시간을 갖는다.

21. 옥수수 하모니카 (p.52)

목표	· 옥수수에 대한 이야기를 나누며, 계절지남력, 장기기억력을 향상할 수 있다. · 〈인지활동〉 색 인지 활동을 통하여 색을 인지하는 능력의 유지 및 향상할 수 있다. · 옥수수와 바구니 도안을 자유롭게 색깔을 선택하여 색칠하며 선택권을 향상할 수 있다. · 색연필로 색칠하며 집중력, 소근육의 발달을 향상할 수 있다.
효과	· 색 인지 능력의 향상 및 유지, 장기 기억력의 향상, 시간지남력의 향상, 주의 집중력의 향상, 소근육의 발달, 흥미와 행복한 감정, 자기 조절력
진행 방법	1. 인사를 나누며 오늘이 몇 년, 몇 월, 며칠, 날씨 이야기를 나눈다.(지남력 향상) 2. 오늘의 주제를 설명하며 어르신들과 이야기를 주고 받는다. 3. 〈인지활동〉 색 인지 활동을 진행한다. 4. 〈회상 인지 미술 활동〉자유롭게 색칠한다. 5. 오늘 활동한 작품을 공유하고 서로 지지하며 칭찬하는 시간을 갖는다.

22. 또닥또닥 다듬이질 (p.54)

목표	· 다듬이질과 숯불다리미 이야기를 나누며 장기기억력을 향상할 수 있다. · 〈인지활동〉 단어기억력 활동을 통하여 언어력의 유지 및 향상할 수 있다. · 다듬이질 도안과 숯불다리미 도안을 자유롭게 색깔을 선택하여 색칠하며 선택권을 향상할 수 있다. · 색연필로 색칠하며 집중력, 소근육의 발달을 향상할 수 있다.
효과	· 단어 기억력 향상, 언어력의 향상 및 유지, 시간지남력의 향상, 주의 집중력의 향상, 색채인지 및 판단력의 향상, 소근육의 발달, 흥미와 행복한 감정
진행 방법	1. 인사를 나누며 오늘이 몇 년, 몇 월, 며칠, 날씨 이야기를 나눈다.(지남력 향상) 2. 오늘의 주제를 설명하며 어르신들과 이야기를 주고 받는다. 3. 〈인지활동〉 단어 기억력 활동을 진행한다. 4. 〈회상 인지 미술 활동〉자유롭게 색칠한다. 5. 오늘 활동한 작품을 공유하고 서로 지지하며 칭찬하는 시간을 갖는다.

23. 반닫이장과 색동이불 (p.56)

목표	· 반닫이장과 이불, 베개 이야기를 나누며 장기기억력을 향상할 수 있다. · 〈인지활동〉 사물의 위치 찾기 활동을 통하여 주의 집중력 및 즉시 기억력의 유지 및 향상할 수 있다. · 반닫이장 도안을 자유롭게 색깔을 선택하여 색칠하며 선택권을 향상할 수 있다. · 색연필로 색칠하며 집중력, 소근육의 발달을 향상할 수 있다.
효과	· 주의 집중력의 향상, 즉시 기억력의 향상 및 유지, 언어력의 향상 및 유지, 시간지남력의 향상, 색채인지 및 판단력의 향상, 소근육의 발달, 흥미와 행복한 감정
진행 방법	1. 인사를 나누며 오늘이 몇 년, 몇 월, 며칠, 날씨 이야기를 나눈다.(지남력 향상) 2. 오늘의 주제를 설명하며 어르신들과 이야기를 주고 받는다. 3. 〈인지활동〉 사물의 위치 찾기 활동을 진행한다. 4. 〈회상 인지 미술 활동〉자유롭게 색칠한다. 5. 오늘 활동한 작품을 공유하고 서로 지지하며 칭찬하는 시간을 갖는다.

24. 커피 한 잔을 시켜놓고... (p.58)

목표	· 커피와 다방, 어르신들이 좋아하시는 차 이야기를 나누며 장기기억력을 향상할 수 있다. · 〈인지활동〉 차 시키고 계산하는 활동을 통하여 계산력의 유지 및 향상할 수 있다. · 커피잔 도안을 자유롭게 색깔을 선택하여 색칠하며 선택권을 향상할 수 있다. · 색연필로 색칠하며 집중력, 소근육의 발달을 향상할 수 있다.
효과	· 계산력의 향상 및 유지, 주의 집중력의 향상, 즉시 기억력의 향상 및 유지, 언어력의 향상 및 유지, 시간 지남력의 향상, 색채인지 및 판단력의 향상, 소근육의 발달, 흥미와 행복한 감정
진행 방법	1. 인사를 나누며 오늘이 몇 년, 몇 월, 며칠, 날씨 이야기를 나눈다.(지남력 향상) 2. 오늘의 주제를 설명하며 어르신들과 이야기를 주고 받는다. 3. 〈인지활동〉 계산력 활동을 진행한다. 4. 〈회상 인지 미술 활동〉자유롭게 색칠한다. 5. 오늘 활동한 작품을 공유하고 서로 지지하며 칭찬하는 시간을 갖는다.

25. 호박이 넝쿨째 (p.60)

목표	· 호박으로 해 드셨던 음식 이야기를 나누며 장기기억력을 향상할 수 있다. · 〈인지활동〉 옛말 단어 활동을 통하여 언어력 유지 및 향상할 수 있다. 　　　　　내 인생에 호박이 넝쿨째 들어온 소중한 사람에 대한 인식으로 소중한 사람 기억하기로 　　　　　행복한 감정을 경험할 수 있다. · 호박 도안을 자유롭게 색깔을 선택하여 색칠하며 선택권을 향상할 수 있다. · 색연필로 색칠하며 집중력, 소근육의 발달을 향상할 수 있다.
효과	언어력의 향상 및 유지, 주의 집중력의 향상, 기억력의 향상 및 유지, 언어력의 향상 및 유지, 시간 지남력의 향상, 색채인지 및 판단력의 향상, 소근육의 발달, 흥미와 행복한 감정
진행 방법	1. 인사를 나누며 오늘이 몇 년, 몇 월, 며칠, 날씨 이야기를 나눈다.(지남력 향상) 2. 오늘의 주제를 설명하며 어르신들과 이야기를 주고 받는다. 3. 〈인지활동〉 옛말 단어 활동과 소중한 사람 이야기 활동을 진행한다. 4. 〈회상 인지 미술 활동〉자유롭게 색칠한다. 5. 오늘 활동한 작품을 공유하고 서로 지지하며 칭찬하는 시간을 갖는다.

26. 연탄 고등어 구이 (p.62)

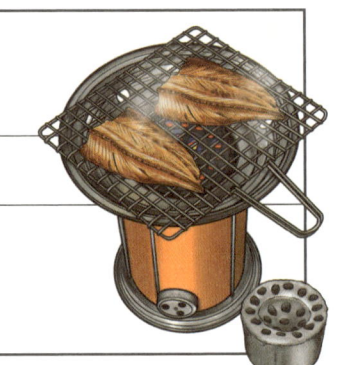

목표	· 연탄 생선구이, 어르신들이 좋아하시는 생선 이야기를 나누며 장기기억력을 향상할 수 있다. · <인지활동> 생선 장보기 활동을 통하여 계산력의 유지 및 향상할 수 있다. · 연탄 고등어 구이 도안을 자유롭게 색깔을 선택하여 색칠하며 선택권을 향상할 수 있다. · 색연필로 색칠하며 집중력, 소근육의 발달을 향상할 수 있다.
효과	· 계산력의 향상 및 유지, 주의 집중력의 향상, 기억력의 향상 및 유지, 언어력의 향상 및 유지, 시간 지남력의 향상, 색채인지 및 판단력의 향상, 소근육의 발달, 흥미와 행복한 감정
진행방법	1. 인사를 나누며 오늘이 몇 년, 몇 월, 며칠, 날씨 이야기를 나눈다.(지남력 향상) 2. 오늘의 주제를 설명하며 어르신들과 이야기를 주고 받는다. 3. <인지활동> 계산력 활동을 진행한다. 4. <회상 인지 미술 활동> 자유롭게 색칠한다. 5. 오늘 활동한 작품을 공유하고 서로 지지하며 칭찬하는 시간을 갖는다.

27. 감이 익어가는 계절 (p.64)

목표	· 감과 감나무 등 이야기를 나누며 장기기억력을 향상할 수 있다. · <인지활동> 감의 이름 대기 활동을 통하여 기억력 및 언어력의 유지 및 향상할 수 있다. · 감나무 도안을 자유롭게 색깔을 선택하여 색칠하며 선택권을 향상할 수 있다. · 색연필로 색칠하며 집중력, 소근육의 발달을 향상할 수 있다.
효과	· 언어력의 향상 및 유지, 주의 집중력의 향상, 즉시 기억력의 향상 및 유지, 언어력의 향상 및 유지, 시간 지남력의 향상, 색채인지 및 판단력의 향상, 소근육의 발달, 흥미와 행복한 감정
진행방법	1. 인사를 나누며 오늘이 몇 년, 몇 월, 며칠, 날씨 이야기를 나눈다.(지남력 향상) 2. 오늘의 주제를 설명하며 어르신들과 이야기를 주고 받는다. 3. <인지활동> 언어력 활동을 진행한다. 4. <회상 인지 미술 활동> 자유롭게 색칠한다. 5. 오늘 활동한 작품을 공유하고 서로 지지하며 칭찬하는 시간을 갖는다.

28. 진달래 화전과 두견주 (p.66)

목표	· 진달래 화전 이야기를 나누며 봄에 대한 계절 지남력을 향상할 수 있다. · 삼월 삼짇날 화전 놀이를 하던 우리민족의 전통 봄 꽃 놀이에 대하여 회상하며 행복한 감정을 기대할 수 있다. · 다양한 봄 꽃의 단어와 이미지를 결합하는 인지 활동 문제를 푸는 과정에서 사물의 단어 기억력의 유지 및 향상을 기대할 수 있다. · 두견주와 화전을 색칠하며 색채에 대한 선택권, 색칠하며 소근육의 발달을 향상할 수 있다.
효과	· 계절 지남력의 향상, 행복한 감정, 집중력의 향상, 장기 기억력의 향상, 사물의 단어 기억력의 향상, 색채인지 및 판단력의 향상, 소근육의 발달
진행방법	1. 인사를 나누며 오늘이 몇 년, 몇 월, 며칠, 날씨 이야기를 나눈다.(지남력 향상) 2. 오늘의 주제를 설명하며 어르신들과 이야기를 주고 받는다. 3. <인지활동> 다양한 봄 꽃의 이미지와 단어를 결합하는 인지활동을 수행한다. 4. <회상 인지 미술 활동> 자유롭게 색칠한다. 5. 오늘 활동한 작품을 공유하고 서로 칭찬하는 시간을 갖는다.

29. 코스모스 한들한들 (p.68)

목표	· 코스모스 이야기를 나누며 가을에 대한 계절 지남력을 향상할 수 있다. · <코스모스 한들한들>> 등 가을 노래를 부르며 행복한 감정을 기대할 수 있다. · 다양한 가을 꽃의 단어와 인지 활동 문제를 푸는 과정에서 사물의 단어 기억력의 유지 및 향상을 기대할 수 있다. · 코스모스를 색칠하며 색채에 대한 선택권, 색칠하며 소근육의 발달을 향상할 수 있다.
효과	· 계절 지남력의 향상, 행복한 감정, 집중력의 향상, 장기 기억력의 향상, 사물의 단어 기억력의 향상, 색채인지 및 판단력의 향상, 소근육의 발달
진행방법	1. 인사를 나누며 오늘이 몇 년, 몇 월, 며칠, 날씨 이야기를 나눈다.(지남력 향상) 2. 오늘의 주제를 설명하며 어르신들과 이야기를 주고 받는다. 3. <인지활동> 다양한 가을 꽃의 이미지와 단어를 결합하는 인지활동을 수행한다. 4. <회상 인지 미술 활동> 자유롭게 색칠한다. 5. 오늘 활동한 작품을 공유하고 서로 칭찬하는 시간을 갖는다.

30. 짚신과 나막신 장수의 어머니 (p.70)

목표	· 짚신에 대한 이야기를 나누며 장기기억력을 향상할 수 있다. · <인지활동> 전래 이야기를 들으며 흥미와 주의 집중력의 향상을 기대할 수 있다. 전래 이야기의 내용에 대한 퀴즈를 풀며 이야기 내용을 기억하기 위하여 즉시 기억력의 활성화를 기대할 수 있다. 전래 이야기의 교훈으로 생각의 긍정적 변화를 기대할 수 있다. · 자유롭게 색깔을 선택하여 색칠하며 선택권을 향상할 수 있다. · 색연필로 색칠하며 집중력, 소근육의 발달을 향상할 수 있다.
효과	· 장기기억력의 향상, 주의 집중력의 향상, 즉시 기억력의 향상, 생각의 긍정적 변화 색채인지 및 판단력의 향상, 소근육의 발달, 흥미와 행복한 감정
진행방법	1. 인사를 나누며 오늘이 몇 년, 몇 월, 며칠, 날씨 이야기를 나눈다.(지남력 향상) 2. 오늘의 주제를 설명하며 어르신들과 이야기를 주고 받는다. 3. <인지활동> 전래 이야기 인지활동을 수행한다. 4. <회상 인지 미술 활동> 자유롭게 색칠한다. 5. 오늘 활동한 작품을 공유하고 서로 지지하며 칭찬하는 시간을 갖는다.